El
Ayuno, FUENTE DE
SALUD

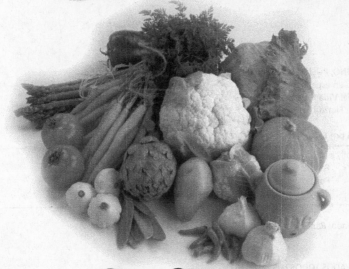

Lee Bueno

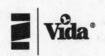

EL AYUNO, FUENTE DE SALUD
Edición en español publicada por
Editorial Vida – 1995
Miami, Florida

©1995 por Editorial Vida

Originally published in the USA under the title:
>   *Fast Your Way to Health*
>   *Por Whitaker House*
>   *Copyright © 1991 por Lee Bueno*

Traducción: *Roberto Ingledew*

ISBN: 978-0-8297-1948-2

CATEGORÍA: *Salud y buen estado físico / Vida saludable*

IMPRESO EN ESTADOS UNIDOS DE AMÉRICA
PRINTED IN THE UNITED STATES OF AMERICA

Índice

**Dedicado a todos los creyentes
de nuestras iglesias
que sufren innecesariamente.**

Prólogo

Como médico especializado en la supervisión de ayuno terapéutico, he sido testigo de la potencialidad increíble de autocuración del cuerpo, cuando se satisfacen los requisitos de salud. El ayuno constituye quizá la más poderosa herramienta en el arsenal del cuidado de la salud y, utilizado adecuadamente, es un medio seguro y eficaz para ayudar al cuerpo a recobrar la salud.

Sugiero que las personas busquen asesoramiento adecuado antes de ayunar.

Dr. Alan Goldhamer

Prefacio

La salud constituye el factor más importante de la vida. La persona más rica invierte su riqueza primero en su salud, y no en un banco que ofrezca los intereses más elevados. La educación, la capacitación y las experiencias de una persona dependen de la medida de salud que disfrute.

Este libro ha surgido de la búsqueda de conocimiento de Lee, y de sus subsiguientes ricas experiencias con el ayuno. Ella escribe desde un corazón que anhela ayudar a millones de personas que sufren en nuestra sociedad enferma. Lee tiene las respuestas que muchos están buscando sinceramente. Este libro es sorprendente e inspirador, y constituye una gran contribución al bienestar de todos los que procuran vivir la vida con la mejor salud, y disfrutarla plenamente.

Costa S. Deir
Doctor en medicina, filosofía y ciencias

Reconocimientos

Mucho antes que este libro apareciera, tres personas contribuyeron con sus capacidades literarias y su investigación a mi manuscrito original: Victoria Bidwell, escritora que tiene su propia editorial, Cecil Murphy, autor de muchos libros, y la Dra. Vivian Vitrano. Asímismo a Eli Benavides quien dio algunos toques finales en la redacción para esta versión en idioma español. También quiero expresar mi gratitud a quienes me ayudaron, alentaron y asesoraron con información y consejos. Son demasiados para poder mencionarlos individualmente.

La versión original en inglés no se hubiera publicado sin la colaboración de Debra Petrosky, mi editora en Whitaker House. Aprecio su paciencia y su deseo de comprender bien el tema. Su capacidad como escritora ha hecho amena la lectura de este libro.

Una palabra especial de gratitud para nuestro hijo Chris, que contribuyó con algunas ideas útiles, y para nuestra hija Kim Hoskins, que me dio un ejemplo de perfecta vitalidad física y emocional, con un ayuno de diez días. Dedico también estas líneas a mi padre, de más de ochenta años, quien está disfrutando de ver al fin el libro de su hija en la imprenta.

A mi finado esposo Elmer, acerca de quien leerán en mi libro. Nuestros extensos y numerosos debates produjeron el aliento que necesitaba para terminar este proyecto, que comencé con entusiasmo hace más de ocho años. Su amor y apoyo desinteresado, junto con algunas ideas que me permitió "robarle", me dieron la inspiración que necesitaba. ¡Él era un hombre único!

Introducción

Usted tiene en sus manos un volumen lleno de secretos emocionantes. Secretos de juventud, de buena salud, de sanidad y de victorias espirituales. ¡Cuánto necesitan conocer estas verdades en nuestro país y en nuestras iglesias!

¿Cómo fue que quedé intrigada por el ayuno? Como esposa de un ministro consagrado, quedé perpleja por los problemas al parecer insolubles de otras personas. La Biblia cuenta la intervención de Dios en los casos de Moisés, de Ester, de Nehemías, de Esdras, de Daniel, de Josafat y de muchos otros que oraron y ayunaron. Los grandes hombres de Dios que transformaron naciones — como Lutero, Wesley, Calvino, Finney, Knox y otros — fueron personas que ayunaron y oraron.

Pero ¿por qué ayunar? ¿Sería acaso un tipo de huelga de hambre para lograr que el Señor nos prestara atención? ¿Serviría para torcerle el brazo de Dios? No. El ayuno intensifica la oración. Una persona que ora y ayuna está informando al cielo que su pedido va en serio. La oración con ayuno constituye el catalizador que transforma lo imposible en victoria.

Comprendiendo que no podía pretender tener poder sobre los poderes satánicos, si no tenía poder sobre mi propio apetito, me embarqué en mi primer ayuno a mediados de la década de los años sesenta. A media tarde estaba postrada con un terrible dolor de cabeza, y vomitando. De buena gana coincidía con mi familia en que el ayuno no es para todos, y que sin duda no era para mí. Un pastor amigo me consoló, diciendo: "Algunas personas oran mejor con el estómago lleno."

Jesús dijo en el Sermón del Monte "cuando ayunes . . .", no "si ayunas . . ." Luego de algunos endebles intentos y fracasos,

un día anuncié: "¡Voy a ayunar! Por favor, ¡no me detengan!"
Pensé, al igual que Ester, que "si perezco, que perezca".

Durante un par de días practiqué lo que llamaba la "negación del yo", consumiendo caldo, galletitas, té ligero y luego sólo agua. No gozaba de buena salud. Durante mi ayuno experimenté náuseas, dolores de cabeza, debilidad, calambres y hambre. Pero para el tercero o cuarto día, me sentía maravillosamente bien. Disfruté mucho del agua pura. Mi cuerpo se estaba limpiando; las toxinas estaban desapareciendo y mi estómago estaba descansando.

Isaías 58 se volvió parte de mi lectura bíblica diaria mientras ayunaba. Los versículos 6 al 12 contenían más promesas de bendiciones que cualquier otro pasaje de la Biblia. No sólo había victorias espirituales; no me había dado cuenta de cuán sana, joven y delgada podía llegar a ser.

El ayuno pasó a ser una parte normal de mi vida. Al principio de cada estación del año, ayunaba diez, catorce o veintiún días, un fin de semana cada mes, y dos días cada semana. Desde el punto de vista espiritual, presencié milagros que estaban más allá de mis sueños más descabellados. Personas liberadas de las drogas y del alcohol, una mujer loca dada de baja de una institución psiquiátrica, un hombre sanado de cáncer, matrimonios restaurados, hijos rebeldes reconciliados con sus padres, enfermedades incurables sanadas y, en 1973, una mujer resucitada de entre los muertos.

Estoy tan agradecida de que Lee Bueno nos esté haciendo recordar una maravillosa verdad que ha estado escondida en la Biblia por más de dos mil años. Si usted nunca ha ayunado antes, el libro de Lee lo iniciará en una emocionante aventura física y espiritual.

Pauline Harthern
Esposa de pastor, maestra en Biblia,
y ex colaboradora de la revista *Carisma*.

1

"¡Algo anda muy mal!"

Ese lunes por la mañana, definitivamente *no* estaba en mi lugar favorito, ni en mi posición favorita. Con mi cuerpo tan tenso como una soga estirada, traté de acomodarme en la curvatura de un bien estacionado sillón de dentista de cuero negro. Mis manos se aferraron a los brazos del sillón hasta que palidecieron mis articulaciones. Estaba angustiada. La doctora García me había inyectado *cuatro* dosis de novocaína, y no se atrevía a darme más.

Mientras taladraba el diente, el dolor aún me atravesaba el lado izquierdo de la mandíbula y penetraba en mi cuello. Todo eso continuó por dos horas. Al fin la doctora García terminó su labor. Luego de fijar una cita para regresar a su oficina en Tijuana, México, regresé a nuestro hogar en el sur de California.

Durante mi viaje de regreso, el adormecimiento provocado por la novocaína en la mandíbula, en los labios y en el lado izquierdo de la nariz, gradualmente comenzó a ceder. Durante años, no había podido morder normalmente en ese lado de la boca. La dentista había realizado su mejor esfuerzo para salvar el tan cariado diente. Pronto sabría si había tenido éxito.

El ir al dentista "al sur de la frontera" no era algo nuevo para mi familia. Durante años habíamos vivido como misioneros en América Latina. Los precios de los dentistas, comparados con los de los Estados Unidos, hacían que el viaje de dos horas a Tijuana valiera la pena. Y esa visita sólo había costado doce dólares, ¡una verdadera ganga!

Mientras el dolor ya familiar comenzaba a regresar, me preguntaba si la doctora García había reparado el diente adecuadamente. Tomé medio frasco de aspirinas, y dos días después me sentí afortunadamente libre del dolor, pero mi diente aún no podía soportar ninguna presión. Aunque no pude usar este diente salvado, por lo menos estaba obturado y protegido contra más caries. Aliviada por haberme cuidado adecuadamente, centré mi atención en nuestra obra en el ministerio.

Tratando de no hacer caso al dolor

Ese viernes por la mañana me desperté con un dolor intenso en la base del cráneo. No podía ni siquiera levantar la cabeza de la almohada. "Oh Elmer — gemí —. Pareciera que tengo la cabeza completamente infectada."

Pensé en la visita realizada cuatro días antes a la doctora García. Pasaron por mi mente las historias de horror acerca de los instrumentos no esterilizados y de los métodos primitivos de los médicos y dentistas de Tijuana.

No, ¡no puede ser!— pensé —. *¡No la doctora García! Ella es tan consciente y tan meticulosa.* Si mi visita al consultorio de la doctora García había desencadenado este dolor de cabeza, desde luego que no era por su culpa. Disipé todo pensamiento negativo de mi mente, y tomé un par de aspirinas extrafuertes. A las once estaba en mi escritorio, trabajando duro. Mi pensamiento positivo, los analgésicos y la montaña de correspondencia en que debía sumergirme habían extinguido el intenso dolor de cabeza.

Pero algunas semanas después las extrañas punzadas de dolor y los sonidos de murmullo, chapoteo y silbidos en la cabeza eran demasiado pronunciados como para no hacerles caso. Le había descrito a mi esposo ese sonido de mar agitado en la cabeza, y hasta nos habíamos reído de él. Sumergida en la negación, me negué a pensar que algo pudiera estar seriamente mal. No tenía la menor idea de que esos síntomas estaban indicando una amenaza a mi propia vida.

A pesar de mi profunda negación, mi condición seguía empeorando. Cuando estaba en la cama por la noche, los dolores eran más agudos, y los sonidos más intensos. Ya el pensamiento positivo, los analgésicos y la adicción al trabajo no podían suprimir los síntomas que bramaban en mi cabeza.

Fuera lo que fuese, cada vez estaba peor. Finalmente enfrenté los hechos, mientras mi esposo Elmer y yo estábamos preparándonos para ministrar en un campamento para familias en Prescott, Arizona. De mala gana, reconocí que estaba demasiado enferma para ir. Chris y Kim, nuestros hijos, tocaron la música en mi lugar. Me quedé en casa, sola, con las temibles punzadas de dolor y el siniestro mar de sonidos en la cabeza.

Atrapada por el temor

La tercera noche que estaba sola, con la única compañía de mis síntomas, esos dolores y sonidos enervantes llegaron a un estado espantoso. ¡Ya no podía negar el susurro insidioso de mi mente de que algo andaba terriblemente mal! De pronto ¡estaba haciendo el papel de una víctima aterrorizada en una película de terror! El temor me paralizaba. En aquellos momentos tensos de soledad, me olvidé del Señor.

Rápidamente recuperé el sentido y me acordé de una verdad: Dios no es el autor del temor. Todo temor viene de Satanás. Como hija de Dios, no debía abrigar temor. Pero el reconocer la fuente de mi temor, y el afirmar el amor de Dios, no me dieron suficiente alivio. A pesar de mi diálogo interior de consuelo, el temor me abrasaba como un fuego sin control.

En realidad podía oír la sangre caliente golpear mientras corría por las venas y arterias de la cabeza. Moviéndome de un lado para otro en la cama, busqué una posición que me permitiera eludir los sonidos familiares. En desesperación, tomé mi adolorida cabeza entre las manos.

Pensamientos horribles me fastidiaron durante la noche. Quizá tuviera un tumor cerebral inoperable como Elena, mi querida amiga que sufrió una muerte lenta y agonizante. O pudiera tener un infarto, y quedar inválida por el resto de mi vida. Sólo tenía cuarenta y tantos años, pero mi madre falleció a los cuarenta y seis. Era demasiado joven para morir.

Nunca antes había abrigado pensamientos tan oscuros, pero ahora el terror me asfixiaba como una frazada. Lloré y me aferré a mi húmeda almohada durante toda la larga noche. Por último, me volví a mi única verdadera fuente de fortaleza, y susurré: "Jesucristo." ¡Claro! "Jesucristo", susurré de nuevo. Mi corazón saltó de gozo al sonido de su precioso nombre.

Me había perdido en un mar brumoso, donde lo había olvidado a Él durante esos breves pero desesperados momentos. Me reprendí severamente: *¿Cómo pude haber sido tan descuidada en mi pensamiento? He estado ministrado por años a la gente sobre cómo "llevar cautivo todo pensamiento a la obediencia a Cristo". Debo tomar el control de la situación y salir de esta depresión.*

En ese momento necesitaba que alguien conviniera conmigo en oración para que el adversario no ganara esa batalla. Lamentablemente, sólo tenía el número de emergencia del campamento de la iglesia de Prescott, y sería impensable despertar a Elmer a las dos de la madrugada. Me levanté de la cama y sintonicé un programa cristiano en la televisión. Durante años había aparecido en programas cristianos, como una verdadera "columna de fortaleza", ofreciendo solaz y esperanza a los necesitados, ¡y ahora *yo* estaba buscando ayuda a las dos de la madrugada, sin poder dormir, y agitada!

El canal CBN estaba repitiendo un programa del *Club 700*. No recuerdo quién estaba hablando, ni qué fue lo que dijo. Sólo esperé que apareciera el número telefónico en la pantalla para poder llamar a larga distancia, ¡como si esa línea telefónica que cruzaba el país fuera mi propio salvavidas!

La voz amante de la consejera me dio un consuelo inmediato. No le di mi nombre. Le dije que éramos misioneros, y que estaba gravemente enferma. Más lágrimas cayeron mientras le pedía que orara. Pero esa vez no fueron lágrimas de autocompasión sino de gratitud al Señor por su ayuda en mi momento de mayor necesidad. La consejera amablemente me brindó algunas palabras de aliento y una corta oración. Le agradecí su ayuda, y colgué el teléfono.

Reconociendo la tierra

La crisis de esta batalla había terminado, pero mi lucha apenas comenzaba. Aunque me sentía muchísimo mejor, decidí que era insoportable el suspenso de no saber exactamente cuál era mi problema. Aunque cuestionaba mucho la moderna tecnología médica, decidí consultar a un médico por la mañana a fin de que me diera su diagnóstico.

En realidad luché con esa decisión. Años antes me había prometido que nunca volvería a visitar un médico. Creía que usar drogas para curar una enfermedad sólo añadía más veneno al cuerpo, del cual se tendría que recuperar. Al fin y al cabo los efectos secundarios que acompañan a cada remedio ¡a veces son peores que la enfermedad misma! ¡La lógica sencilla nos dice que no nos vamos a curar tomando veneno! Sin embargo, quería consultar a un médico. Pero prometí no aceptar sus drogas, no importa qué sucediera. ¡Mi pronóstico pronto puso a prueba ese voto!

Mi aversión a la profesión médica tenía sus buenos motivos. Desde la infancia había pasado años convaleciendo en cama, sobre todo en hospitales. Los médicos me habían sedado varias veces para diversas operaciones y procedimientos. En una ocasión ¡me operaron por error!

Sin embargo, decidí buscar una opinión profesional. Luego determinaría qué era lo más aconsejable. Durante esa larga noche agitada y de decisiones, mi mente se volvió a la Biblia. Antes que los israelitas entraran en Canaán, enviaron espías para "reconocer la tierra" (Josué 2:1).

Del mismo modo quise descubrir contra qué clase de enemigo estaríamos luchando el Señor y yo. No esperaba que los médicos lucharan por mí, sino sólo que me ayudaran a "reconocer la tierra", ubicando y determinando el problema. Entonces Dios me proporcionaría una estrategia eficaz para mi sanidad.

Esa tarde reconocí sobriamente que los pensamientos simplistas o tomar algunas aspirinas no aliviarían mi problema. Este era un problema que Dios y yo manejaríamos juntos. Él me guiaría, y yo habría de obedecer. Ya habíamos descubierto la mitad de la solución: la oración. Convencida de la guía del Señor, sabía que el diagnóstico de mañana me daría información específica sobre cómo buscar mi sanidad.

Un diagnóstico horrible

— Usted es demasiado joven para tener esto, señora Bueno. Esta es una enfermedad propia de la vejez.

El doctor Davis dio bruscamente su diagnóstico, uno que era mucho peor de lo que yo había esperado.

— Usted tiene una inflamación vascular reumática, algunas veces llamada "artritis temporal". Afecta todo el sistema circulatorio del cuerpo, y especialmente perjudica a la arteria principal que alimenta el cerebro. Estas enfermedades reumáticas son causadas por alergias.

A continuación el médico me entregó una página sobre artritis reumatoide, que había fotocopiado de un grueso libro de medicina. También me entregó un folleto con un cuadro grotesco de una anciana que estaba lisiada por una enfermedad reumática.

Hablando con una extraña mezcla de frialdad y simpatía que hizo fluir mi adrenalina, el doctor Davis señaló:

— Estos materiales le explicarán qué debe hacer para vivir con esta enfermedad. Lo que usted tiene es incurable. En cualquier momento usted pudiera sufrir un ataque cardiaco repentino que, si sobrevive, podría precipitar una senilidad precoz.

No me gustó el enfoque directo del doctor Davis, pero aprecié su veracidad. Quizás él pensó que podría afrontar la situación mejor si enfrentaba el problema directamente. Me aconsejó que evitara manejar, volar o cantar, actividades que aumentan el esfuerzo y la presión sobre el sistema arterial. Finalmente me ofreció cortisona.

Sabía lo suficiente acerca de la cortisona sin haberla tomado. Esa droga altamente tóxica tiene horrendos efectos secundarios. Muchos pacientes experimentan un aumento excesivo de peso, acompañado de un aspecto hinchado y redondeado que distorsiona todas las características faciales.

— Doctor Davis, no me gusta la idea de tomar una droga tan poderosa.

— La cortisona aliviará sus síntomas más severos. Pero el alivio será temporal, en el mejor de los casos — admitió el médico —. Esta enfermedad permanecerá para siempre en su cuerpo.

— ¿Qué sucedería si decido *no* tomar la cortisona?

— Francamente, señora Bueno, usted morirá.

La respuesta fría y dura me asustó, ¡pero al menos sabía cuál era el problema! Sin embargo, en lo que se refería al tratamiento, no iba a seguir el consejo del doctor Davis. Estaba aún más resuelta a rechazar una terapia basada en drogas, que sólo ocultaba los síntomas, y que acentuaba los efectos secundarios. Orando para que el Señor me guiara, decidí buscar tratamiento en otro lado.

Antes que abandonara el consultorio del doctor Davis, su ayudante señaló mis ensangrentados ojos. Habían parecido tan rojizos un par de meses antes, cuando grabamos nuestro último programa de televisión para *Buenos Amigos*, nuestro programa semanal en castellano, que le pedí al camarógrafo que no nos filmara de cerca. Aunque pensaba que la visita a la dentista tenía algo que ver con mis problemas, no había relacionado ni siquiera remotamente el aspecto rojizo de mis ojos con mi dolor de cabeza, o con la doctora García.

— Sus venas están inflamadas e hinchadas de diez a quince veces su tamaño normal — me explicó el ayudante del doctor Davis —. Eso impide que la sangre fluya normalmente. Esta condición se asemeja mucho a la de un hombre embriagado, cuyas venas se contraen anormalmente por los efectos del alcohol. Eso inhibe el flujo de la sangre, obligándola a derramarse en los ojos. En su caso, esta inflamación podría fácilmente derivar en una ceguera.

Esta afirmación a sangre fría me estimuló aún más a rechazar hasta una aspirina. Mientras escuchaba las duras advertencias del médico, mi adrenalina se aceleró y me sonrojé. ¡Sólo sabía con certeza que quería irme! Necesitaba oír una solución rica en esperanza y sanidad, y no cargada de tinieblas y fatalismo. Le di las gracias al doctor Davis y a su ayudante, diciéndoles que era una gran creyente en la nutrición adecuada, en el ayuno ¡e incluso en los milagros! Abandoné la oficina y cerré la puerta suavemente detrás de mí. Mientras caminaba hacia el automóvil, me dije en voz baja: "¡Quería un diagnóstico, y un diagnóstico me dieron!"

En el camino de regreso a casa me detuve para comprar un libro que deseaba agregar a mi biblioteca: *El libro de las píldoras: Guía ilustrada de los fármacos más recetados en los*

Estados Unidos. Esperé hasta llegar a la seguridad de mi hogar para buscar la prednisona, sinónimo genérico para la cortisona recetada por el médico. Mientras leía, mi corazón latía lleno de pánico. Una vez que los síntomas de la artritis reumatoide hubieran sido ocultados por ese esteroide, pasaría el resto de mi vida aprendiendo a vivir con sus efectos secundarios y sus reacciones adversas.

Los médicos prescriben la prednisona para una variedad de desórdenes, que van desde las erupciones cutáneas hasta el cáncer. A causa de su efecto sobre las glándulas suprarrenales, debe disminuirse la dosis progresivamente. El suspender ese medicamento de repente, o sin el asesoramiento de un médico, puede resultar en fallas en las glándulas suprarrenales, con serias consecuencias. La prednisona puede ocultar síntomas de infecciones y disminuir la resistencia a nuevas infecciones. Los que están tomando prednisona no deben ser vacunados contra enfermedades infecciosas, a causa de la incapacidad del cuerpo para producir una reacción normal a la vacuna.

Una cantidad de efectos secundarios acompañan a la prednisona, entre ellos molestias estomacales, úlceras gástricas o del duodeno, retención de agua, *insuficiencia cardiaca*, pérdida de potasio, debilidad muscular y pérdida de masa muscular. La pérdida de calcio puede causar fracturas óseas y la degeneración de los grandes huesos de la cadera. La deficiencia de calcio también demora la curación de heridas y lesiones superficiales. Los que toman prednisona también pueden experimentar más sudor, erupciones cutáneas alérgicas, picazón, convulsiones, mareos y dolores de cabeza.

La prednisona también puede causar ciclos menstruales irregulares, hipersensibilidad o reacciones alérgicas, coágulos de sangre, insomnio, aumento de peso, mayor apetito, náuseas, y puede hacer que una persona se sienta enferma. Se sabe también que esta droga retarda el crecimiento en los niños, deprime las glándulas suprarrenales y pituitaria, contribuye al desarrollo de la diabetes y aumenta la presión del fluido dentro del ojo. Ese medicamento también puede causar euforia, variaciones en el estado de ánimo, cambios de personalidad y una severa depresión. La prednisona también puede agravar la inestabilidad emocional existente.[1]

¿Necesito agregar algo más sobre mi aversión extrema a optar por la solución de las drogas?

Obteniendo una segunda opinión

Luego de mi diagnóstico, busqué una segunda opinión, y una tercera opinión, y una cuarta. Estos médicos confirmaron todo lo que el doctor Davis había dicho. Tres médicos más, uno de los cuales era un neurólogo, me dieron la misma explicación médica, me ofrecieron el mismo tratamiento, y me brindaron la misma predicción: habría de perder la vista, o morir, si no tomaba sus drogas. Como reflexión final, los tres admitieron que sus drogas eran tan sólo una "solución temporal".

Recuerdo haber preguntado a cada uno de los médicos acerca de la posible relación entre mi visita a la dentista y el subsiguiente dolor de cabeza. Los tres insistieron en que no había ninguna relación entre el trabajo dental y mi dolor. Pero la silenciosa pequeña voz dentro de mí ¡insistía en que todos estaban equivocados!

Frente a esas bien intencionadas tácticas intimidantes para que tomara el medicamento, me mantuve firme, pero no fue fácil. Debido a que la sociedad nos programa para obedecer las órdenes del médico, resulta difícil obedecer las órdenes del Señor, sobre todo cuando un gran abismo separa a ambas. Yo quería hacer lo que decía Dios, pero tenía que luchar contra la culpabilidad que la mayoría de mis seres amados trataba de imponerme

Mi familia y mis amigos me presionaban para que "cumpliera las órdenes del médico". Cuando resolví delante del Señor que sus exhortaciones no me iban a hacer titubear, algunos me trataron como si los hubiera traicionado. Algunos lloraron. Otros se enojaron. Virtualmente todos me advirtieron: "¡Lo vas a lamentar!"

Ya que mi decisión de tomar el "camino alterno de curación" y de pasar por alto la "ruta médica principal", se salía tanto de lo común, de pronto me sentí extraña. Mi esposo, mi hijo y mi hija me apoyaban vigorosamente, y estaban de acuerdo en buscar la sanidad natural de Dios, por encima del tratamiento con drogas prescritas.

Aún a mis amigos cristianos les resultó difícil aceptar mi elección. En consecuencia, me dejaban sola cuando más necesitaba su apoyo, y no podía pedir su consejo. Esos seres amados estaban demasiado atrincherados en la mentalidad médica. También temían que mi decisión de ir contra el consejo de cuatro "médicos perfectamente competentes" ¡podría incluso causarme la muerte! Desde luego, yo apreciaba su preocupación por mí, pero debía buscar la verdadera orientación en el Señor.

Durante ese tiempo, la traducción inglesa de Phillips de Romanos 12:2, me dio gran consuelo y valor. "No permita que lo moldee el mundo que lo rodea." Yo no quería ser arrogante, beligerante o necia, pero era yo misma quien debía analizar toda la situación. Al fin y al cabo, se trataba de mi propia vida.

Comencé nuevamente a dialogar conmigo misma: *Se ha diagnosticado esta enfermedad como "incurable". Eso puede significar simplemente que los médicos no tienen la respuesta. Si me hubiera roto la pierna, habría sido fácil. Un médico sabe cómo volver a poner en su lugar un hueso quebrado, y yo no vacilaría en permitirle que lo haga. Pero ¿por qué debo tomar una droga cuyos efectos secundarios incluyen, entre otras cosas, la "insuficiencia cardiaca", sólo para lograr un "alivio temporal"? No tiene ningún sentido.*

Aparte de la muy recomendada cortisona, cada médico me había ofrecido una variedad de píldoras para aliviar mi dolor cada vez mayor. Decidí no matar el dolor con drogas. Yo quería claridad, no anestesia mental, para que pudiera ser sensible a los cambios en mi estado físico. Quería especialmente observar toda señal de mejoría cuando el Señor comenzara a sanarme. Si mi cuerpo estuviera adormecido por las píldoras, mi mente también estaría nebulosa. ¿Cómo podría oír al Señor hablándome en ese estado semiconsciente? Debía combatir esa artritis reumatoide sin drogas, y con la ayuda de Dios.

Había reconocido la tierra, y había identificado el problema. Ahora era tiempo de orar. "Señor Jesús, dame la estrategia correcta. ¿Marcharé alrededor de los muros por siete días, como hicieron los israelitas cuando tomaron Jericó? ¿O enfrentaré directamente al enemigo?"

Descubriendo la fórmula para la sanidad

Entonces recordé mi último comentario al doctor Davis, al abandonar su consultorio el día de mi diagnóstico. En un esfuerzo por echar fuera al espíritu de "oscuridad incurable", que él había previsto para mí, traté de alentarme mencionando mi fe en la nutrición y en el ayuno. De pronto supe que había descubierto la otra mitad de mi fórmula para la sanidad: ¡el ayuno!

Pero ¿creía de veras en todo lo que había aprendido sobre el ayuno?, me pregunté. Ya había ayunado varias veces ese año, y había recibido la sanidad. Luego de ayunar y prestar mucha atención a mi salud, me extrañaba que una enfermedad tan devastadora, sobre todo una causada supuestamente por una alergia, me hubiera incapacitado.

Si *de veras* creía lo que había aprendido sobre el ayuno — y sí lo creo — entonces ¡ahora tenía la más grande oportunidad para comprobar su eficacia! Si creía en la Biblia y en la sanidad divina, ahora era la oportunidad para transformarme en un ejemplo vivo de todas esas promesas. Yo sabía que la curación física y la curación espiritual obrarían juntas para sanar esta enfermedad considerada "incurable".

Nunca me había sentido tan segura y tan alentada por el Señor como en ese momento, ¡el mismo momento en que los médicos hubieran estado haciendo planes para pulir mi ataúd!

Después de esta sesión de preguntas y respuestas conmigo misma, supe lo que debía hacer: encontrar un lugar donde pudiera realizar un ayuno cómodamente y con seguridad. Y eso fue exactamente lo que hice.

2

Mi ayuno sanador

Una vez que decidí ayunar y orar por mi sanidad, elegí un lugar agradable en el norte de California. Esta antigua casa de campo, ubicada en medio de un bosque de nogales, había sido transformada en una casa de retiro con once camas. El director había creado un verdadero santuario al no permitir que la televisión ni los diarios interrumpieran la quietud. El personal alentaba a los huéspedes a descansar, con dos horas de silencio obligatorio por la tarde, y una hora obligatoria para acostarse, a las nueve y media cada noche.

Además, se les advertía a los huéspedes que evitaran la pérdida de energía que producen las conversaciones estimulantes y el hablar hasta por los codos. Se nos aconsejó brindar las condiciones ideales para la quietud física, mental y espiritual que el cuerpo necesitaba, para generar suficiente energía para su reparación y sanidad. Durante ese tiempo el personal controló nuestros signos vitales, asegurando un ayuno supervisado profesionalmente. Luego de interrumpir el ayuno, comenzamos gradualmente a comer únicamente las mejores comidas naturales.

El director quería que yo ayunara durante treinta o cuarenta días, o "el tiempo que fuera necesario", para que mi cuerpo generara suficiente energía nerviosa para limpiarse, siempre que yo tuviera las reservas adecuadas. Durante este ayuno debía abstenerme de ingerir cualquier cosa que no fuera agua, descansar todo lo que pudiera y ser controlada por un supervisor de ayuno debidamente capacitado.

En realidad, yo no quería estar apartada de mi familia *todo ese tiempo*. Al fin y al cabo ese iba a ser mi tercer ayuno supervisado lejos de casa en menos de un año. El interrumpir el ayuno exigiría dos o tres semanas más. A pesar de la prescripción libre de drogas del director, no podía soportar la idea de estar alejada de mi familia durante tanto tiempo. "Aprecio su consejo. Oraré acerca de eso y veré cómo progreso", le informé.

Durante las próximas semanas, disfruté mucho de la lectura bíblica durante horas ¡e incluso días enteros! Mi programa intenso de trabajo como evangelista ¡nunca me había permitido tal lujo en toda mi vida! Mi amplia caja de material de estudio incluía lecturas inspiradoras, y libros sobre la salud y el ayuno. Aunque el ruidoso dolor de cabeza nunca me abandonó durante todo el ayuno, aún pasaba mis momentos al despertar leyendo y meditando agradablemente. Aún más importante, pasaba mi tiempo en oración y ayuno, que pronto demostrarían ser una combinación invencible para la curación total.

El estar enfrentando una enfermedad incurable me hizo realizar un análisis de mi vida durante el descanso de ayuno. Ya no me llamaban la atención los temas que me parecían tan importantes ayer. Muchas veces a través de los años había considerado que nuestro ministerio televisivo y nuestro trabajo de campañas de evangelización exigían un esfuerzo demasiado duro. Hasta había considerado la posibilidad de abandonarlos.

Mientras evaluaba mi actual estado físico, estaba contenta de que había perseverado. En ese mismo momento me deleitaba en no tener que volver a programar mi vida para adaptarla a lo que el Señor realmente quería para mí. Estaba convencida de que ya estaba haciendo exactamente lo que elegiría hacer, aunque hoy fuera el último día de mi vida. Determiné eso mientras pasaba por alto el dolor que me carcomía, que ahora consideraba estoicamente como mi propia versión de "el aguijón en la carne" del apóstol Pablo (2 Corintios 12:7). El Señor la quitaría en respuesta a mi oración y ayuno. Le presenté mi enfermedad al Señor, y simplemente esperé su sanidad.

La promesa que el Señor me dio

La segunda mañana en el santuario me desperté cuando una de las ayudantes me llevó una jarra con agua fresca.

Todavía el sol no había atravesado la neblina matinal. Prendí la lámpara y tomé la Biblia. Le pedí a Elena que calentara el agua y que me llenara la taza de porcelana que había traído de mi casa. Esta era mi hora favorita del día, sentada incorporada en la cama con dos almohadas mullidas, tomando el agua caliente, y pretendiendo que era mi taza de café para el desayuno.

Había llevado conmigo tres traducciones de la Biblia, pero esa mañana elegí *La Biblia al día* en inglés. Volviéndome a Deuteronomio, leí una serie de versículos que parecían saltar de la página y penetrar en mi corazón. Permití que penetraran profundamente en mi espíritu. Abrí la gaveta de la mesa de noche, saqué una pluma y marqué cuatro versículos. "Estos son míos", susurré. Dios me había revelado su plan para mi sanidad. Él prometía restaurar mi salud y sanar lo "incurable". Eso no sucedería repentinamente. Mi sanidad tendría lugar poco a poco.

Dios les explicó a los israelitas que no heredarían la tierra prometida de una sola vez. Aún quedaban siete naciones que debían conquistar. El Señor le dio las siguientes instrucciones a su pueblo:

> No desmayes delante de ellos, porque Jehová tu Dios está en medio de ti, Dios grande y temible. Y Jehová tu Dios echará a estas naciones de delante de ti poco a poco; no podrás acabar con ellas en seguida, para que las fieras del campo no se aumenten contra ti. Mas Jehová tu Dios las entregará delante de ti, y él las quebrantará con grande destrozo, hasta que sean destruidas. Él entregará sus reyes en tu mano, y tú destruirás el nombre de ellos de debajo del cielo; nadie te hará frente hasta que los destruyas.
>
> Deuteronomio 7:21-24

Ese pasaje confirmaba la dirección que debía seguir para obtener mi sanidad. Del mismo modo que los israelitas tenían la promesa de su tierra, yo tenía la promesa de mi sanidad. Al igual que los israelitas, yo no obtendría la promesa de mi sanidad en forma instantánea. Dios planeaba enseñarme la disciplina que necesitaba para conservar mi sanidad:

1. Debía pasar por este período de oración y ayuno.
2. Debía aprender a adoptar un estilo de vida que conservara mis energías.

Al igual que los israelitas, que no recibirían toda la tierra prometida de una sola vez, yo debía esperar para recibir mi sanidad. Comprendiendo esto, el fruto del Espíritu Santo — la paciencia — penetró en mi vida y se transformó en mi compañera.

Esos versículos clave de Deuteronomio me inyectaron la determinación que necesitaba. Entraría en batalla contra mi enemigo — mi enfermedad — y la destruiría. Eso fue lo que hicieron los israelitas. Con la misma seguridad que los reyes de las naciones enemigas habían sido entregados en mano de los israelitas, para que sus nombres fueran destruidos de debajo del cielo, mi enfermedad había sido entregada en mis manos. Dios me había entregado las armas de la oración y del ayuno, y ahora Él quería que las utilizara para borrar esta enfermedad incurable de mi vida. Apliqué cada frase de ese pasaje a mi vida. Cuando persistiera el dolor, no permitiría que decayera mi fe.

El dolor es un amigo

Mis síntomas, que eran soportables al comienzo del ayuno, se intensificaron hasta que prevalecieron un dolor y un malestar constantes. En ese momento el director me explicó un concepto bastante extraño para nuestro modo de pensar. Los que ayunan no deben suprimir el dolor y el malestar con aspirinas, drogas recetadas ni píldoras mientras el cuerpo se está sanando. El modo de sanar sin drogas nos enseña este concepto: *el dolor es un amigo*. El dolor en el cuerpo trasmite a la mente una de estas dos condiciones:

1. Un problema requiere que usted cambie hábitos que consumen sus energías.
2. Como resultado de haber cambiado los hábitos que consumen sus energías, su cuerpo se está sanando.

La mayoría de los norteamericanos han cultivado estilos de vida que derrochan energía, así que el dolor entrega el primer mensaje. En el fondo de su conciencia buscadora de placeres está el deseo de evitar al dolor como un amigo. Al volverse a la aspirina, anulan los reflejos nerviosos que trasmiten mensajes para mantener la buena salud.

Durante mi ayuno supervisado en el santuario, no estaba recibiendo el primer mensaje. Ya que estaba ayunando, estaba recibiendo el segundo mensaje. Mi cuerpo estaba eliminando veneno, y eso había causado el dolor. Mientras mi cuerpo eliminaba su sobrecarga tóxica, aumentaba el dolor. Esta vez, sin embargo, la eliminación — y no el aumento — de los desechos venenosos, causaba mi dolor. Tal como una persona intoxicada con comida, que experimenta la molestia y el dolor del vómito, para liberarse de una sobrecarga tóxica, yo estaba experimentando la molestia y el dolor de mi propia autointoxicación. Esa aguda molestia no es agradable, pero es necesaria para lograr una salud restaurada.

El tener que experimentar algunas molestias para poder volver a estar bien, puede parecer poco lógico. Aunque usted pueda sentirse débil durante un ayuno, su cuerpo se aprovecha de las condiciones ideales para repararse y sanarse. La consecuencia será que su cuerpo ¡pondrá fin a todo dolor y a toda enfermedad!

Mi crisis de sanidad

Tres semanas pasaron en el santuario, y decidí interrumpir mi ayuno. A la mañana siguiente abrí los ojos para descubrir que estaban muy enrojecidos. ¡No podía creerlo! ¡Tres semanas de ayuno, y ahora esto! Además, la ubicación del dolor se había desplazado de un lado a la parte posterior de la cabeza. ¡Eso me devastaba! Estaba una vez más ahogándome en el temor.

De inmediato llamé a Elmer, levantándolo de su sueño de madrugada. "Elmer — dije angustiada —, me desperté esta mañana con los ojos enrojecidos por la sangre. Parecen terribles. ¿Sabes lo que eso significa?", pregunté, e hice una pausa. Su silencio me hizo saber que también él estaba sorprendido. "Tres largas semanas de ayuno, ¡y ahora esto! ¿Puedes creerlo?

Sé que esto puede parecer extraño, Elmer, pero he tomado una decisión. Por favor, ven a buscarme en seguida. Quiero que me lleves al Hospital Universitario de Stanford. Quiero que me hagan un encefalograma. Todavía estoy enferma." Comencé a llorar, mientras el temor me llevaba a anular mi decisión y a darme por vencida. "Esta presión en la parte posterior de la cabeza es insoportable. ¡No puedo siquiera sentarme, mucho menos estar de pie!"

Elmer siempre se mantenía calmo en medio de una crisis, y me recordó las promesas del Señor. Oró por él teléfono, mientras yo escuchaba y lloraba en silencio. Luego regresé a la cama, donde traté de relajarme y recuperar mi compostura. Alcanzando la Biblia, la abrí para renovar mi mente y volver a meditar en la promesa del Señor en Deuteronomio. Medité en cada frase.

Dos horas después llamé otra vez a Elmer por teléfono. Él había estado corriendo y orando, como acostumbraba. Esa mañana había intercedido específicamente por mí. Le pedí disculpas por mi pánico anterior, explicándole que me sentía mejor, y que podía olvidar mi pedido de una intervención médica. "Naturalmente, los ojos enrojecidos son una gran desilusión", agregué.

El siguiente día era domingo. Aunque había ingerido seis pequeñas comidas durante los últimos dos días, aún no podía mantenerme de pie. La presión en la base de la cabeza me obligaba a acostarme. El director me reprendió duramente por haber interrumpido mi ayuno demasiado pronto:

— Usted todavía se está desintoxicando, y no debiera haber interferido en el proceso comiendo. Esto es como subir una escalera. Hay que usar los mismos escalones para bajar que para subir. Su dolor está tratando de decirle que está mejorando. ¿Puede recordar ese dolor de presión cerca del comienzo de su enfermedad? — me preguntó.

Tuve que pensar por un momento, y entonces recordé:

— ¡Sí! Ese viernes por la mañana, cuatro días después de mi viaje a Tijuana.

El dolor en la base del cráneo me hacía sentir como si la

cabeza estuviera llena de infección. Extendí las manos para darle masajes a la parte posterior de la cabeza.

— Sí, parece el mismo dolor.

El director me aseguró que mi cuerpo había conservado suficiente energía vital a través de mi ayuno para liberar la acumulación tóxica. Mi cuerpo se había embarcado en una limpieza en gran escala.

En el lenguaje de la higiene natural, eso se denomina formalmente una "crisis de sanidad". Él me aseguró que los conductos rojos inflamados en los ojos y el dolor eran señales de que mi cuerpo estaba librándose rápidamente de residuos tóxicos hacia la corriente sanguínea para su eliminación. Me exhortó a ser paciente.

— Usted todavía está haciendo las cosas bien, así que sólo puede mejorar. Usted está descansando, durmiendo y conservando energía. Tal vez no esté ayunando ahora, pero su dieta se compone de las mejores comidas conservadoras de energía, frutas y verduras frescas y crudas. Su cuerpo continúa con el proceso de desintoxicación.

Mi conversación con el director aclaró ese principio de la reversión de síntomas durante el ayuno, lo cual me alentó. Milagrosamente, al finalizar ese día, ya tenía los ojos despejados casi por completo, había desaparecido el dolor de la presión y podía caminar nuevamente ¡sin sentir ningún dolor de cabeza! La crisis de sanidad había terminado.

Mi revelación

El lunes por la mañana fue mi último día completo en el santuario. El único síntoma que me quedaba era una extraña sensación de contracción en el lado izquierdo del rostro. Los espasmos habían comenzado tres o cuatro días antes. Luego de comenzar en mis labios, se extendieron a mi mandíbula y al lado izquierdo de mi nariz.

Nunca me di cuenta de que se trataba de un síntoma de desintoxicación. Luego que todos los demás síntomas desaparecieran, me aseguré que también desaparecería ese adormecimiento. A través de mi dedicación a la oración y el ayuno había emprendido el regreso, inspirado por la fe, a partir de mi susto del día anterior. Me negué a permitir que me molestara cualquier síntoma persistente.

Al otro día Elmer llegaría para llevarme de regreso a casa. En mi habitación, cerré la puerta para no molestar a nadie. Aún en medio del entusiasmo de sentirme tan bien y de ver a Elmer por primera vez en semanas, sentí un fuerte impulso por distraerme (o eso pensé), encendiendo la radio. Automáticamente sintonicé un debate local que presentaba a un dentista de San Francisco.

Poco me imaginaba que el Señor estaba por darme todas las respuestas sobre cómo había sido envenenada hasta sufrir la mortal enfermedad de artritis reumatoide en primer lugar. ¡Qué bien cronometró Él las cosas! En primer lugar, me dio el poderoso antídoto de oración y ayuno para combatir esta enfermedad. Luego terminó mi estadía en el santuario con la respuesta de cómo y por qué había contraído esta enfermedad "incurable".

La primera persona que llamó confesó: "Tengo terror de volver a visitar a un dentista. El año pasado fui a un dentista para hacerme una limpieza dental. Al otro día ingresé en el hospital con una terrible infección en la cabeza."

El dentista le explicó a esa mujer la causa de su infección. "Si el paciente tiene una historia de fiebre reumática o un corazón afectado por el reumatismo, el dentista que lo atiende debe darle un antibiótico para prevenir infecciones. Debe administrar el medicamento al paciente aún antes que comience el trabajo dental. El explorar en la boca con instrumentos cortantes, aún para el sencillo proceso de limpieza, puede causar un problema en personas que tengan su particular historia reumática."

La parte final de esta sencilla explicación cautivó completamente mi atención: "Lo que es más, un diente infectado dirige la infección a la cabeza, o aún a otras zonas del cuerpo. La infección en la mayoría de los casos va directamente al corazón, y puede resultar en una muerte repentina. O la infección puede alojarse en la cavidad del cerebro, y causar la inflamación allí."

¡Esta era la revelación por la cual había estado orando! Recordé ese día en Tijuana cuando me senté en el sillón de cuero negro de la dentista. La doctora García no me había preguntado si yo tenía una historia de fiebre reumática. Cuando niña, pasé dos años en cama con ella. No sabiendo eso, la dentista no me protegió con antibióticos antes de trabajar en esa muela infectada. ¡Con razón ese dolor había parecido como si la cabeza estuviera llena de infección! Además, las cuatro inyecciones de novocaína eran una sobredosis de una droga tóxica que causó una reacción alérgica en mi cuerpo. Como resultado, cada uno de los cuatro médicos diagnosticó mi enfermedad como "artritis reumatoide".

Cuando mi memoria retrocedió a un incidente específico de mi niñez, el misterio quedó aclarado. Mi ataque de fiebre reumática había sido causado por una reacción alérgica a algo que me había dado el dentista. Cuando fui en busca de mi diagnóstico, el doctor Davis me preguntó de inmediato:

— ¿Es usted alérgica a algo?

Mi mano tocó mi mandíbula y mis labios contraídos.

— ¡Claro que sí! — exclamé —. ¡Este es el lado donde estaba la novocaína!

La novocaína había afectado mi mandíbula, el lado izquierdo de mis labios y mi nariz, ¡exactamente donde estaban sucediendo los espasmos ahora! Pedí que el director viniera de inmediato. Estimulada por comprender la causa de mis síntomas después de meses de haberme sentido víctima de una enfermedad "incurable" y misteriosa, le dije:

— ¡Ahora sé qué fue lo que causó mi enfermedad, y por qué mi rostro se está contrayendo! Mi cuerpo está eliminando la novocaína que ha estado atrapada allí desde mi visita a la dentista hace varios meses.

— ¿Siente el sabor a la novocaína? — preguntó el director.

Le dije que no. Él me aseguró:

— Antes que termine todo, usted sentirá realmente el sabor de la droga, cuando su cuerpo finalmente se desprenda de ella.

Así fue. A las dos de la madrugada me despertó el sabor fuerte y desagradable de productos químicos en la boca. Este síntoma continuó hasta las once de la mañana. Entonces desaparecieron el mal sabor y las contracciones. Luego de todos esos meses de dolor, mi prueba había terminado al fin. ¡Tres largas semanas de ayuno, y cuatro días comiendo comidas naturales y conservadoras de energía me habían desintoxicado! Había sido sanada en el nombre de Jesucristo.

"¡Eso me pudiera suceder a mí!"

David Maines dirige *100 Huntley Street*, un programa cristiano canadiense que se trasmite por televisión, en el cual aparecí para hablar de mi milagro de sanidad. Pocos días después de mi aparición, recibí una carta de una mujer que quería conocer más detalles acerca de mi curación. Su vecina le había contado mi testimonio. Su carta decía:

> Querida Lee:
> Al parecer usted tuvo el mismo problema que yo tengo ahora: artritis temporal o inflamación de las arterias y de las venas de la cabeza. Me sería de mucha ayuda comparar datos e informes. ¿La sanó el Señor? He estado tomando prednisona durante un año, y ya no puedo tolerar los efectos secundarios. En estos momentos estoy padeciendo de una infección secundaria causada por la droga. Estoy muy preocupada ante la posibilidad de perder la vista. Por favor, ¿podría ayudarme? Pronto la solución de la droga va a ser peor que la misma enfermedad.
>
> Margarita

Mientras me sentaba para escribirle a Margarita, mi corazón estaba lleno de compasión. Por un momento reviví aquella horrible noche de terror, impotencia y dolor. Esa misma noche me llevó de regreso al Señor y a su antídoto de ayuno y oración.

Sentí una carga por todas las Margaritas que no tienen a su disposición el antídoto del Señor, para usarlo de inmediato. Las prescripciones de los médicos y los arsenales farmacéuticos son fáciles de encontrar, pero es apenas conocido el mensaje sencillo de la oración y el ayuno, combinados con sanas prácticas de vida.

Luego me golpeó la emoción del horror. Esa podría haber sido yo. Podría haber sido adicta a la prednisona y sufrir de todos esos efectos secundarios ¡e incluso de una infección secundaria causada por la misma droga! La carta de Margarita confirmó mi creencia de que la oración y el ayuno trajeron la sanidad. Dios me había ministrado día tras día, hasta que fui sanada.

Más de cinco años han pasado desde que el Señor me curó de una enfermedad "incurable". *¡Y me siento maravillosamente bien!*

Nunca se han vuelto a enrojecer mis ojos, ni han regresado el ruido ni el dolor. En realidad me siento tan bien que es como si tuviera un cuerpo "nacido de nuevo".

He ganado mi batalla con el enemigo en mi tierra prometida de la salud. Dios y yo somos los vencedores. Él es el mejor socio que uno pueda tener. Sus armas de oración y ayuno, seguidas por la obediencia a sus leyes de la vida, son invencibles. Y, sólo piense en eso, ¡Él está a su disposición ahora!

Oro para que las verdades sobre la oración y el ayuno en este libro lo desafíen, alienten y ayuden a usted. Le ruego que lo lea con una mente abierta y con un corazón dócil. Aunque la ciencia médica haya pronunciado un diagnóstico horrendo sobre su enfermedad, usted puede recibir ayuda a través de los medios naturales de la oración y del ayuno.

3

Iniciando mi ministerio
de sanidad

Durante los días, semanas y meses que siguieron a mi curación durante el ayuno de veintiún días en el santuario, comencé a sentir un fuerte llamado del Señor para ampliar mi ministerio de evangelización a un evangelismo de *salud*. Dios me instó a buscar más conocimiento acerca del ayuno, acerca de la buena nutrición, y acerca de otros temas fundamentales de la salud, para que compartiera ese material como un ministerio totalmente nuevo. Pasé los próximos meses buscando información sobre el ayuno, para que pudiera ayudar a los enfermos y sufrientes a elegir la ruta natural, libre de drogas, para curarse.

Por momentos mi búsqueda fue frustrante, pero también exitosa. Durante los próximos años fundé mi ministerio de salud, al que denominé *Born Again Body, Incorporated* (Cuerpo nacido de nuevo, Inc.). Acumulé la información disponible, y produje una serie de casetes de audio, programas grabados para televisión, folletos, y este libro. También di series de conferencias de una y dos semanas denominadas "Génesis 1:29", nombre que le di en conmemoración de la dieta original de Dios, proclamada en el huerto de Edén.

¿Cómo obtuve la información para mis casetes y folletos, y para este libro? Como un minero resuelto que busca oro, persistentemente cavé más allá del desaliento, de callejones sin salida y de la frustración, antes de descubrir estas preciosas verdades. Mi investigación, que continúa hasta el día de hoy, comenzó hace varios años.

El comienzo de mi búsqueda

Elmer y yo estábamos disfrutando de cuatro días para estar los dos juntos y solos, haciendo lo que quisiéramos en Dallas, Texas. Aparte de simplemente descansar, tenía un proyecto especial en mi agenda. Después de almorzar, atravesamos rápidamente la calle bulliciosa en medio de la lluvia, compartiendo un paraguas. Abriendo las pesadas puertas de cristal de la Biblioteca Pública de Dallas, me detuve y contemplé el tamaño de este enorme edificio. La impresionante colección de libros cuadraba con la reputación de Texas, de que todo viene en tamaño gigante.

No sabiendo por dónde comenzar, hablamos de nuestras necesidades con una bibliotecaria.

— Quisiera consultar algunos libros sobre el ayuno.

— ¿Sobre qué?

— Sobre el ayuno

— Ah, ¡sobre el ayuno!

Podíamos observar el asombro en su rostro. Me imagino lo que les diría a sus amistades por semanas, acerca de mi pedido de un libro sobre un tema tan extraño. Sin embargo, debo decir a su favor que de inmediato asumió el papel de una bibliotecaria eficiente. Nos mostró cómo operar la computadora para buscar libros en su sistema de recursos. Mientras ella me explicaba, me pregunté por qué yo no había utilizado antes la biblioteca pública. Había frecuentado librerías seculares y negocios de comida naturista por años, y había ubicado un poco de material en algunos de estos lugares especializados. Pero en la mayoría de los casos, sin embargo, mi búsqueda reveló que se había escrito poco sobre el ayuno durante los últimos treinta años.

El regocijo me inundó mientras me preparaba para usar su moderna computadora. La idea que la biblioteca computadorizada de alta tecnología de Dallas, estaba por proporcionarme una larga lista de libros de referencia y de ayudas para el estudio, ¡me entusiasmaba! ¡Ya no perdería largas horas agotadoras, yendo de un negocio de comida naturista a otro, buscando material sobre el tema! Ingresé la información correcta, y en una fracción de segundo apareció en la pantalla una breve lista de libros sobre el ayuno. Todos eran títulos recientes, y todos estaban disponibles en los Estados Unidos.

Si hubiera sido una apostadora en Las Vegas, quizás habría gritado "¡bingo!" Pero suspiré con el alivio que se siente al final de una larga búsqueda, y susurré "¡Aleluya!" Luego de anotar los números de código, comencé a buscar en los estantes. Mi efímero triunfo se transformó en una profunda desilusión. La biblioteca de Dallas no tenía ni siquiera uno de esos títulos.

Luego de regresar a California, visité varias bibliotecas, para encontrarme con el mismo obstáculo. Más adelante, pasé varios días en la Biblioteca Biomédica de la Universidad de California en Irvine. Sus libros y revistas se concentraban en los resultados físicos de ayunos realizados, con el paciente tomando algún tipo de medicamento. El único título que parecía ser del tipo de libro que buscaba, había sido publicado en 1926. En mi desesperación, decidí consultarlo. Sin embargo, al ser un libro tan antiguo, la biblioteca lo guardaba en un depósito. El procedimiento requería que presentara una solicitud, y lo sacarían del depósito al otro día. Al regresar, ansiosa por saber qué revelaría este libro, me enteré por la bibliotecaria de que el libro ya no estaba.

Compré algunos libros que trataban sobre el ayuno desde el punto de vista cristiano, que recomendaban otros libros. Así que regresé a la biblioteca. Aunque los libros sobre el ayuno publicados por editoriales religiosas puedan aparecer en la computadora, es muy difícil encontrarlos en el sistema de bibliotecas públicas. Una bibliotecaria que quiso ayudarme, me sugirió que los solicitara. "Pero ya que están fuera de nuestra jurisdicción — me advirtió —, demoraría no menos de dos meses, y quizás hasta dos años. Aun entonces, podría ser que no estuvieran." Finalmente, abandoné mi búsqueda en las bibliotecas.

La perseverancia acompañó mi nuevo llamado como misionera cristiana de salud, así que continué mi búsqueda de otras maneras. Al fin y al cabo, ya tenía el más profundo conocimiento sobre el ayuno disponible para todos; ¡una experiencia de primera mano que salvó mi vida! Volví a mis otras fuentes: libros escritos por higienistas naturales, que había comprado en los retiros a los que había asistido. La mayoría de estos libros se centraban sobre el ayuno terapéutico (un ayuno realizado puramente por razones de salud) y apenas mencionaban el aspecto espiritual del ayuno. Busqué en las notas marginales y referencias de estos libros. También consulté a otros cristianos. Al fin y al cabo, la Biblia menciona el ayuno (o sus sinónimos: hacer duelo, suplicar, afligirse y mortificarse) ¡no menos de setenta y cinco veces! Los cristianos deben saber algo acerca de la disciplina espiritual.

Durante los últimos cien años, muy pocos cristianos han escrito sobre el tema. Por lo general, estos pocos libros contienen un material excelente. Pero al igual que los escritores higienistas, los escritores cristianos cubren un solo aspecto del tema. Se centran únicamente en el ayuno espiritual, excluyendo el ayuno terapéutico.

"Con tan poca información disponible sobre el poder de la oración y del ayuno cristianos para producir la sanidad física y espiritual — le dije a Elmer —, ¡no me sorprende que la gente moderna apenas piense en el ayuno!"

Pocos autores contemporáneos han sido inspirados para escribir sobre este tema. ¿Se debe eso a una falta de interés, o quizás a no tener ningún deseo de negarse a los placeres tentadores de la época? Hace doscientos años, abundaban los libros sobre el ayuno, especialmente con relación a la oración. Aún hoy, los judíos, los católicos y los miembros de las iglesias ortodoxas, conservan algún tipo de ayuno en sus reglas de adoración. La mayoría de las demás denominaciones apenas reconocen el ayuno como un aspecto de la antigua adoración, y como un elemento en el ritual moderno. La mayor parte de los ayunos rituales contemporáneos; por ejemplo, abstenerse de comer carne en Viernes Santo, rara vez constituyen un verdadero ayuno en el verdadero sentido de la palabra.

Los fariseos y los judíos más devotos, ayunaban dos veces por semana, los lunes y los jueves (véase Lucas 18:12), en memoria de la ascensión al Sinaí por parte de Moisés. Los cristianos eligieron los días miércoles y viernes para ayunar, en memoria de la conspiración de Judas y de la muerte de Cristo. En los tiempos bíblicos, el ayuno era casi tan común como la oración. Las Escrituras nos indican que la oración y el ayuno, constituyen actividades similares, que producen resultados parecidos. Ambos abren sinceras vías de comunicación entre Dios y la persona. En los tiempos bíblicos, la gente ayunaba antes, durante y después de una gran calamidad o crisis. Muchos ayunos registrados en la Biblia fueron de una naturaleza memorial o conmemorativa.

¿Por qué no se mencionan los ayunos sanadores en la Biblia?

Los ayunos de naturaleza espiritual, ocurren a través del Antiguo y del Nuevo Testamento. Pero no hay ninguna referencia en la Biblia a ayunos realizados puramente para la sanidad. Sólo podemos especular por qué falta el ayuno para la sanidad. La gente de la época bíblica comía comidas más nutritivas, respiraba aire puro, tomaba agua pura, tomaba más sol y hacía más ejercicios que el americano contemporáneo. Del mismo modo, sufría menos tensiones e ingería menos productos químicos y drogas tóxicas. Experimentaban una menor incidencia de enfermedades crónicas y degenerativas. Sin ninguna duda, la gente vivía una vida más sana entonces. Esto por sí solo puede explicar la falta de énfasis sobre los ayunos sanadores a través de las Escrituras.

Hay otra pieza intrigante de especulación sobre por qué el ayuno sanador o terapéutico puede estar ausente en las Escrituras: en los tiempos bíblicos la gente puede haber considerado al espíritu y al cuerpo como estando íntimamente vinculados, y no como entes distintos y separados, como se los ve ahora en los tiempos modernos y científicos.

Cuando el antiguo idioma inglés estaba aún evolucionando del lenguaje germánico anglosajón, en el territorio que habría de convertirse en Inglaterra, el cuerpo y el alma estaban tan íntimamente conectados, que tenían una sola palabra raíz (*hal*), que significaba "salud", "íntegro" y "santo". ¡Esas tres palabras se empleaban indistintamente! Es decir, que "tener salud" significaba "ser íntegro" y "ser santo".

¿Exhortaba la Biblia a los primeros cristianos a ayunar con tanta frecuencia, que la sanidad física estaba siempre asegurada? Quizá ni se mencionaba la sanidad física, porque el espíritu y el cuerpo estaban tan íntimamente entretejidos. ¿Suponían los primeros creyentes que la salud física sería renovada con el ayuno? Ya que la razón espiritual para ayunar era siempre lo principal, ¿pudiera ser que la sanidad física inherente en todo ayuno, fuera simplemente una conclusión inevitable, y nunca considerada lo bastante importante como para mencionarla directamente?

Quizás porque el ayuno terapéutico era automáticamente un beneficio adicional del ayuno espiritual, las Escrituras no destacan el ayuno con fines sanadores. Los primeros cristianos ayunaban con frecuencia, y su santidad, integridad y salud, estaban asegurados en esta disciplina.

La disciplina olvidada

Continué haciendo preguntas sobre el ayuno. ¿Por qué ha ocupado el ayuno un lugar tan destacado en muchas religiones del mundo? Aún las religiones de algunos de los países más atrasados del mundo, reconocen los beneficios físicos y no físicos de un ayuno. Pero aun así, poco se sabe acerca de los beneficios físicos y espirituales del ayuno dentro de la comunidad cristiana.

El Señor les dijo a sus discípulos: "Cuando ayunes . . ." y *no* "Si ayunas . . ." (véase Mateo 6:16). ¡Jesús dio por sentado que sus seguidores habrían de ayunar, y ayunar periódicamente! ¡El Señor consideró el ayuno como una obligación sagrada, tan importante como la oración! ¿Pudiera ser que una de las recompensas mencionadas en ese pasaje fuera la sanidad física? Una vez que comprendiera esa sentencia, sabía que debía trasmitir su significado a los demás.

Sabía que Jesús ayunó. Sin embargo, me preguntaba: *¿Por qué se retiró Jesús al desierto, para realizar un ayuno de cuarenta días? Cristo no realizó un solo milagro antes de su ayuno de cuarenta días. ¿Qué importancia tenía eso? ¿Espera el Señor que sigamos su ejemplo?* El apóstol Pablo escribió acerca de sus experiencias personales, que había estado "en muchos ayunos" (2 Corintios 11:27), dejando claramente establecido que esta era una parte normal de su vida.

Entonces, me pregunté, ¿por qué somos hoy tan ignorantes acerca del ayuno? ¿Acaso la falta de ayuno y oración explica la superficialidad de la experiencia cristiana para tantos de nosotros? ¿Constituye esa falta uno de los motivos por los cuales somos tan impotentes frente a la adversidad?

Después de todos esos interrogantes, comencé a preguntar a quienes están en el ministerio acerca de la importancia del ayuno. Algunos simplemente me sonrieron con indulgencia. Otros a menudo me respondieron cosas como esta: "Está bien ayunar un poco, pero no querrás hacer algo que pueda arruinar tu salud."

A menudo les respondí: "Dios nos dice en la Biblia que debemos ayunar. ¿Me está diciendo usted que Dios espera que hagamos algo periódicamente que pudiera dañar nuestra salud?" Pocas veces recibí respuestas satisfactorias. Aunque quería participar de un diálogo sincero sobre un tema que pudiera significar la sanidad para millones, muchos líderes teológicos apenas querían prestar atención a esta "mujer obsesionada por el ayuno". Pronto me di cuenta de que la mayoría de los cristianos, incluso los pastores, saben muy poco acerca del ayuno espiritual, y mucho menos acerca del ayuno terapéutico.

No había mucha diferencia con el médico que en su adiestramiento para sanar a los enfermos no aprende casi nada acerca de la nutrición y del ayuno. "¿Por qué los ministros que conocen tan bien las Escrituras tienen tan poco conocimiento acerca del ayuno?" les pregunté. Uno me contestó: "Usted está planeando una huelga de hambre, ¿verdad?" Otro me dijo: "Pero yo estoy 'bien versado' acerca del ayuno. Yo ayuno entre comidas."

El Señor pasó cuarenta días haciendo algo que requiere una disciplina férrea. ¿Será algo que se deba tomar en broma?

Los creyentes no hacen bromas acerca de su vida de oración. Se sentirían mal si tuvieran que admitir que nunca dan los diezmos, ni las ofrendas. Sin embargo, un número sorprendente de cristianos no sólo no han ayunado nunca, sino que parecen no hacer caso, é incluso ponerse en contra, del tema del ayuno como una responsabilidad y disciplina cristiana que les puede proporcionar incontables beneficios para su vida.

Entonces me di cuenta: Dios me ha llamado a este ministerio de salud, para evangelizar a estas personas. Porque frente al ridículo y a la indiferencia, conozco la verdad que puede traer salud a sus vidas. Sin poder apreciar la utilidad del ayuno, los faltos de información y los mal informados sólo subestiman el poder de esta disciplina. Los que están en tinieblas tienen un solo recurso: rechazar el ayuno como ineficaz, y entonces señalar en la historia aquellas épocas en que se usó mal el ayuno, o cuando cayó en el reino de la superstición y de la leyenda popular.

A causa de esta falta de información y de esta mala comprensión, hemos relegado el ayuno a una práctica exclusiva de los tiempos pasados. Lo último que cualquiera de nosotros quiere, es privarse quizás de la mayor fuente de placer y de indulgencia libre de pecado que existe hoy: ¡la comida!

Es lamentable que los cristianos de nuestra generación hayan descuidado demasiado el ayuno. No sólo ignoran el poder espiritual que un creyente recibe durante un ayuno, sino que también ignoran los milagrosos beneficios físicos que brinda el ayuno. La Biblia promete que si los cristianos ayunan como Dios lo quiere, nuestra sanidad "se dejará ver pronto" (Isaías 58:8).

Oseas advirtió a los judíos que ellos estaban pereciendo "porque le[s] faltó conocimiento" (Oseas 4:6). Del mismo modo hoy, la mayor parte del sufrimiento innecesario y de las muertes precoces se deben a una ignorancia total y deliberada. A pesar de la ignorancia, de la indiferencia e incluso de la hostilidad de aquellos a quienes me acerqué en mi búsqueda de la verdad sobre el ayuno, me mantuve implacable. Estaba convencida de que Dios me había revelado esta importante verdad para fortalecerme espiritualmente y para sanar mi cuerpo.

Me quedaba mucha investigación, estudio y síntesis por realizar. Una vez que estuviera preparada, sabía que tenía una responsabilidad encomendada por Dios, para pregonar estas buenas nuevas. A través de los años, Dios me ha permitido ver vidas gloriosamente transformadas como resultado de la oración y del ayuno. La suya puede llegar a ser una de ellas. Antes que dé instrucciones específicas sobre cómo ayunar, estudiemos la historia del ayuno.

4

¿Cómo comenzó el ayuno?

Elmer y yo estábamos viajando en el automóvil de un pastor amigo del suroeste. Cuando él se enteró de que teníamos un vivo interés en el ayuno, nos dijo que acababa de concluir su propio ayuno de treinta días. Eso captó nuestra atención. Un ayuno tan raro y tan prolongado despertó nuestra curiosidad. Compartimos nuestras mutuas experiencias de cuán duro resulta renunciar a la comida. "Claro que sí —coincidió el pastor —. Durante mi ayuno de treinta días sólo comía una o dos veces por día." Para él, eso era un ayuno. Estoy segura de que Dios acepta lo que le ofrecemos en términos de sacrificar la indulgencia sensual en la comida, ya sea que se trate de un ayuno de treinta días, o de comer dos veces por día en lugar de tres. Pero eso no es un ayuno en el sentido estricto mencionado en la Biblia y en la literatura antigua.

Esta conversación me motivó a seguir buscando el verdadero significado del ayuno, en todo el sentido de la palabra: bíblico, histórico y científico. En primer lugar, quería ver la denominación estricta de la palabra en sí, de modo que consulté el *Diccionario Oxford* de la lengua inglesa. La palabra tiene sus orígenes en la antigua palabra raíz inglesa *faestan*, que significa "mantenerse firme" o "abstenerse". Ayunar significa "abstenerse de comida; especialmente, comer escasamente o no comer nada, o abstenerse de ciertas comidas para observar un deber religioso, o como señal de pesar". Resulta interesante que, aún en nuestro diccionario de todos los días, el ayuno y las prácticas religiosas están entrelazados.

Luego consulté otro texto básico: *La enciclopedia judía*.

Aunque resulta imposible saber dónde, cuándo, o cómo nació la práctica del ayuno, este libro ofrece una teoría:

> El origen del ayuno es motivo de disputa entre diversos críticos. Algunos opinan que surgió de la costumbre de proveer refrigerios para los muertos; otros, que era simplemente una preparación para participar de la comida del sacrificio; otros también ... atribuyen la costumbre a un deseo de parte de los adoradores de humillarse delante de su Dios, como para despertar su simpatía; mientras que aún otros piensan que ... se originó en el deseo del hombre primitivo de inducir a voluntad ciertas condiciones nerviosas anormales, favorables a aquellos sueños que se suponen dan al alma acceso directo a las realidades objetivas del mundo espiritual.[1]

Una disciplina antigua

Los hombres y las mujeres han ayunado desde los tiempos antiguos, y quizás aún a través de la era prehistórica. Prácticamente toda religión de la que se tiene memoria, ha exigido o alentado a sus seguidores a practicar alguna forma de ayuno. Durante muchos siglos se puso tanto énfasis en el significado religioso del ayuno que, cada vez que alguien dejaba de comer por un tiempo, los observadores suponían que el ayuno se realizaba estrictamente como un deber religioso. Aunque he perdido hace mucho tiempo la referencia, cierta vez leí que una tribu en el Pacífico Sur definió a una persona no religiosa como "alguien que no cree en Dios y que no ayuna". Aunque millones alrededor del mundo han ayunado, y todavía ayunan, la mayor parte de los cristianos, especialmente en el hemisferio occidental, no saben virtualmente nada acerca de este tema.

¿Cómo podemos aprender más acerca de esta antigua disciplina? Aunque nunca aceptados como una parte válida de la Biblia por la mayor parte de la iglesia, los libros apócrifos nos ayudan a comprender el desarrollo del ayuno. Los peritos creen que la mayoría de estos libros fueron escritos unos doscientos años antes del nacimiento de Cristo. Su valor reside en que describen la vida de su época. Estos libros nos muestran que los judíos creían que la práctica del ayuno existía desde el principio. Por ejemplo:

- Según *Los libros de Adán y Eva*, Adán ayunó cuarenta días. Según la versión eslava, él ayunó por cuarenta días, mientras que Eva ayunó cuarenta y cuatro días como penitencia por su pecado en el huerto (pudiera haberse escrito este libro en hebreo entre el año 20 a.C. y el año 70 d.C.)

- *El Testamento de los doce patriarcas* presenta el ayuno como un medio para vencer el pecado. Por causa de la castidad, José ayunó durante el período que la esposa de Potifar intentó seducirlo, antes y durante sus días en la prisión.

- *El libro de los ayunos*, o *Ta'anit* babilónico, refleja la perspectiva de los rabinos sobre el ayuno. El *Ta'anit* tiene cuatro capítulos que se refieren a ayunos especiales decretados para la comunidad, a causa de la sequía y otras formas de visitación divina, tales como la pestilencia.[2]

- La literatura rabínica advierte: "Quien come en el Día de la Expiación tanto como un dátil grande, tanto como un dátil, incluso su semilla, y quien bebe tanto como su saliva, es culpable."[3] (La gente que vivía en climas áridos sabía que ponerse piedras en la boca activaría sus glándulas salivares lo suficiente para humedecer sus labios y evitar que éstos se hincharan.) El ayuno del Antiguo Testamento, ¡no les hubiera permitido siquiera chupar una semilla de dátil!

La Biblia menciona el ayuno en muchas ocasiones. Examinemos varios incidentes que motivaron a la gente a realizar ayunos.

> Se levantó luego Esdras de delante de la casa de Dios, y se fue a la cámara de Johanán hijo de Eliasib; e ido allá, no comió pan ni bebió agua, porque se entristeció a causa del pecado de los del cautiverio.
>
> Esdras 10:6

> Y Ester dijo que respondiesen a Mardoqueo: Ve y reúne a todos los judíos que se hallan en Susa, y

ayunad por mí, y no comáis ni bebáis en tres días, noche y día; yo también con mis doncellas ayunaré igualmente, y entonces entraré a ver al rey, aunque no sea conforme a la ley; y si perezco, que perezca.

Ester 4:15,16

Entonces Saulo se levantó de tierra, y abriendo los ojos, no veía a nadie; así que, llevándole por la mano, le metieron en Damasco, donde estuvo tres días sin ver, y no comió ni bebió.

Hechos 9:8,9

El ayuno estricto era generalmente por cortos períodos de tiempo, como ser desde el amanecer hasta la puesta del sol, entre veinticuatro horas a tres días de duración. Salvo en el caso de los ayunos sobrenaturales, tal como el ayuno de cuarenta días de Moisés, estos ayunos totales nunca duraban más de tres días. Muchas veces, como en el caso de los habitantes de Nínive, los penitentes incluían a sus animales en el ayuno.

Y llegó la noticia hasta el rey de Nínive, y se levantó de su silla, se despojó de su vestido, y se cubrió de cilicio y se sentó sobre ceniza. E hizo proclamar y anunciar en Nínive, por mandato del rey y de sus grandes, diciendo: Hombres y animales, bueyes y ovejas, no gusten cosa alguna; no se les dé alimento, ni beban agua.

Jonás 3:6,7

Josefo, un historiador judío que vivió durante el primer siglo después de Cristo, mencionó el ayuno en sus escritos. Destacó la institución judía del ayuno como un acto de penitencia en la expiación del pecado, o como un acto de súplica por liberación.

¿Por qué ayunaron ellos?

Durante el gran movimiento monástico, especialmente a partir del siglo nueve y hasta el año 1500, cada una de las órdenes era famosa por su estoicismo. Para seguir el ejemplo de Cristo en sencillez y ayuno, estos grupos religiosos rechazaban los placeres del mundo. Para mostrar su indiferencia al dolor y a lo que era desagradable, los monjes prescribían períodos regulares de ayuno, como un medio para eliminar todos los impulsos egoístas y mundanos. Citaban públicamente los motivos para cada ayuno, y entonces instruían a los convertidos sobre cómo realizarlo.

La rígida aplicación de la abstinencia de la comida, era la orden del día. El ayuno se transformó en sinónimo de negación, castigo y dolor. Durante ese período de la historia, el ayuno se ganó una mala fama, que hace que la gente evite esta disciplina espiritual hasta el día de hoy. Estas son otras razones por las cuales las órdenes monásticas abrazaron la práctica del ayuno:

1. Para lograr el dominio propio, la comprensión o la humillación de sí mismo (véase Esdras 8:21; Salmo 69:10-11).
2. Para lograr la pureza espiritual (véase Isaías 58:5-7).
3. Como expiación por el pecado.
4. Para llorar por los muertos (véase 1 Samuel 31:13; 2 Samuel 1:12).
5. Para suplicar por uno mismo ante Dios, para que escuche mejor el ruego en tiempos de gran dificultad o calamidad (Véase Esdras 8:21-23; Nehemías 1:4-11).
6. Para influir favorablemente en Dios (véase 2 Samuel 12:16-23).

A través de la historia, la gente efectuó ayunos por muchas razones distintas. La mayoría de ellos tuvo algún significado religioso. La gente consideraba el ayuno de las siguientes maneras:

1. Como un ritual en preparación para una guerra santa (véase 1 Samuel 14:24).
2. Como una forma de arrepentimiento. Los habitantes de Nínive respondieron a la predicación de Jonás, confesando su pecado y pidiendo la misericordia de Dios (véase Jonás 3:8; Nehemías 1:4; 9:1-3; Esdras 8:21-23; 1 Samuel 7:6).
3. Para acompañar al exorcismo de demonios: (Véase Mateo 17:14-21).

4. Como penitencia por fornicación (véase 2 Samuel 12:15,16).
5. Como medio para alejar la tentación que viene por medio de un estómago lleno.
6. Como medio de dominio propio. (Esta práctica se remonta por lo menos a Platón, año 300 a.C.)
7. Como medio para terminar con la sequía. (El *Libro de los ayunos* del Talmud contiene instrucciones específicas sobre cómo hacerlo.)
8. Como medio para fortalecer la oración, se destaca especialmente a través del Nuevo Testamento (véase Mateo 17:21; Marcos 9:17-29; Hechos 10:30; 13:2,3; 1 Corintios 7:5).
9. Como preparación para el bautismo en la iglesia primitiva.

En mi investigación, descubrí que la mayoría de estas razones para ayunar caían dentro de cinco categorías:

1. Los *ayunos de purificación* limpiaban a la persona de los efectos de comidas nocivas. También se usaban para purificar a un joven cuando llegaba a la edad adulta, y para purificar a una mujer antes del parto.
2. Los *ayunos de simpatía* expresaban simpatía por las personas gravemente enfermas, o por los muertos. (Estos finalmente se transformaron en la práctica del ayuno durante la Cuaresma, las semanas que preceden a la llamada Semana Santa.)
3. Los *ayunos de penitencia* expresaban dolor por haber pecado, y a menudo indicaban un arrepentimiento genuino.
4. Los *ayunos meritorios* obtenían una recompensa, o aseguraban un nivel de santidad.
5. Los *ayunos disciplinarios* ayudaban a quien ayunaba a obtener el dominio propio.[4]

El ayuno antes de la época de Cristo

Las referencias el ayuno abundan, especialmente en los escritos no incluidos en el Antiguo Testamento. La civilización griega, que floreció antes que Cristo naciera, consideraba el ayuno como una parte integral de su cultura. En la teología judía, el Talmud dedica un volumen completo el ayuno. Destacaba especialmente el Yom Kippur y los días de ayuno conmemorativo de la época del Antiguo Testamento. Otros escritos apócrifos, especialmente los que se encuentran en *El Testamento de los doce patriarcas* (año 200 a.C.), se refieren con frecuencia al ayuno.

Del mismo modo, se encuentran referencias del mismo período en *El libro del jubileo*. *Primero Enoc* (año 60-70 a.C.) contiene una referencia al ayuno. A mediados del primer siglo antes de Cristo, *Los Salmos de Salomón* apareció con varias referencias sobre el ayuno. Otros libros que quizá quiera consultar son: *El libro de los ayunos*; el *Ta'anit* Babilónico;[5] escritos encontrados de la comunidad Qumrán; y las obras de Josefo, el historiador judío del primer siglo después de Cristo. Todos esos textos recomiendan altamente la práctica del ayuno en casos específicos, aunque contienen algunas palabras de advertencia.

Salvo el caso de algunos líderes, que pidieron a sus seguidores que ayunaran para obtener sabiduría divina, y algunos filósofos que exigieron que sus estudiantes ayunaran para una mayor claridad mental, el ayuno sólo jugó un papel menor en la vida de los primeros griegos de antaño.

Más adelante, sin embargo, a través de la influencia oriental, el ayuno llegó a ser común, especialmente en las religiones misteriosas como el Kibel, que exigía un ayuno parcial de siete días, como rito de iniciación. Además, los que daban oráculos a menudo, como los profetas y sacerdotisas de Delfos, Pátara, Delos y Claros, sostenían que debían primero ayunar, como parte de su preparación para recibir las profecías. Según la leyenda, esos hombres y mujeres creían que los demonios habitaban dentro de ciertas comidas. Quienes querían comunicarse con los dioses, debían estar en un estado de pureza ritual, o serían contaminados por lo demoniaco.

Otra práctica griega era el íncubo, o dormir en los templos de ciertas deidades, a fin de recibir como premio sueños proféticos. Los griegos consideraban los sueños como una clave para el contacto encubierto con los dioses, a fin de recibir su guía divina. En preparación para esta práctica, los griegos se abstenían de ciertas comidas, que se sabía interferían con el sueño (¡los frijoles estaban en su lista!). El participante, generalmente se imponía un mínimo de un día de abstinencia de alimentos, como un acto de autopurificación. Otros optaban por efectuar ayunos prolongados antes del "íncubo", para poder recibir los sueños con sus sentidos completamente aguzados y claros.

El ayuno bíblico

¿Recuerda el caso del pastor que efectuó un ayuno de treinta días, y que sólo comía una o dos veces por día? Su ayuno podría considerarse más apropiadamente como un ayuno parcial. Sin ninguna intención de disminuir el valor de su sacrificio al Señor, el ingerir una o dos comidas diarias, contrasta agudamente con estos ayunos de antaño, y sobre todo con los prolongados ayunos bíblicos.

Para continuar con nuestro estudio, examinemos ahora el ayuno bíblico, en el sentido más estricto de la palabra. El ayuno bíblico estricto significa una cosa, y sólo una: la abstinencia completa y total de alimentos y de agua, en cualquiera de sus formas. Esto es lo que se denomina el *ayuno total*, al que me referiré en el próximo capítulo.

Ya que la vida humana no puede existir mucho más de tres días con un ayuno total sin apoyo sobrenatural, este no es el tipo de ayuno que recomendamos en este libro. A menos que indique otra cosa, describiré el ayuno que permite agua, pero no alimentos. Este ayuno se denomina *ayuno absoluto*.

Después de haber leído los primeros capítulos, estoy segura de que usted comprende que la definición cristiana del ayuno, significa mucho más que la definición simplista, intercultural y religiosa tan común a lo largo de la historia, de "abstenerse de comida y tomar sólo agua". Aun para el incrédulo, un ayuno afecta su mente, sus emociones, su espíritu y su cuerpo físico.

Pero para el cristiano, el ayuno es mucho más que eso: es también un ejercicio físico para aumentar su comprensión y crecimiento espiritual. Si el ayuno no se conduce de tal modo que inspire al cristiano a alcanzar la salvación a una humanidad sufriente, es un ayuno terapéutico, sin ningún valor fuera del plano físico.

Recuerde que el Señor exhortó a sus discípulos a no imitar el modo de los líderes religiosos de su época. Si el abstenerse de alimentos es la suma del ayuno, los fariseos, con toda su pompa y pretensión, sin duda hubieran agradado a Dios. Al fin y al cabo, ¡se estaban absteniendo de la comida! Sin embargo, los fariseos echaban a perder su ayuno con una pretensión de santidad, vivían en desobediencia abierta, e hicieron que Jesús los llamara hipócritas.

¿Quiere aprender a ayunar como Dios lo desea? El próximo capítulo describe varias clases de ayuno, y el momento más adecuado para efectuarlos. No importa cuál sea su experiencia anterior con el ayuno, probablemente encontrará uno que sea adecuado para usted.

5

Diferentes ayunos

Las Escrituras nos dicen: "Todo tiene su tiempo, y todo lo que se quiere debajo del cielo tiene su hora" (Eclesiastés 3:1). Dios ordenó un tiempo de ayuno, y toda clase de ayunos. Estos ayunos se clasifican en tres categorías: total, absoluto y parcial. También consideraremos los ayunos proclamados y los ayunos individuales que encontramos en las Escrituras.

¿Qué es el ayuno total?

En un seminario sobre el ayuno que Elmer y yo dirigimos en una iglesia, descubrimos que la esposa del pastor ayunaba periódicamente, mientras intercedía por otros. Ella *conocía* el poder del ayuno y de la oración. Ella siempre optó por el ayuno total de tres días, sin comida ni agua, cuando intercedía por otra persona.

Durante uno de esos ayunos, ella oró por un joven que tenía un problema de drogadicción. Durante el segundo día de su ayuno total, su enfermedad crónica del riñón se reactivó, dejándola demasiado enferma como para poder levantarse. Ella había tomado previamente antibióticos para esa enfermedad, que la había afectado desde la niñez. Su médico le había advertido que el descuidar el tratamiento podía arruinar sus riñones. Ella continuó con el ayuno por los tres días completos, y se negó a tomar los antibióticos. A pesar de sufrir un dolor tan intenso que tuvo que guardar cama, continuó con el ayuno y oró por ese joven.

Luego de tomar la decisión, ella se dio cuenta de que su dolor había disminuido hacia el fin del segundo día. Al cuarto día, no sentía dolor alguno. Milagrosamente, Dios contestó su oración por el joven drogadicto. Esta mujer consultó con su médico y descubrió que Dios había sanado completamente su enfermedad crónica del riñón. Esta mujer nos testificó que nunca ha vuelto a experimentar otro ataque del riñón.

El ayuno total se efectúa absteniéndose tanto de alimentos, como de agua. Algunas personas lo denominan "el ayuno de Ester", ya que sigue el ejemplo de la reina Ester (véase Ester 4:16). En la época actual el ayuno total rara vez excede los tres días. No obstante, en los tiempos antiguos se registran ayunos totales más prolongados. En el primer registro bíblico del ayuno total, Moisés se abstuvo completamente de alimentos y bebidas por cuarenta días y cuarenta noches (véase Deuteronomio 9:9,18,25,29; 10:10).

Luego de terminar su ayuno total, Moisés descendió del monte llevando los Diez Mandamientos escritos sobre tablas de piedra. Los israelitas se habían entregado a toda clase de actividad pecaminosa. Enfurecido por su idolatría, Moisés tiró las tablas de la ley al suelo, rompiéndolas. Dando sus espaldas al paganismo, Moisés volvió a subir al monte por segunda vez. La Biblia nos dice que allí ayunó por otros cuarenta días y cuarenta noches.

Si el no comer por espacio de ochenta días parece milagroso, recuerde que Moisés tampoco tenía agua. Este tiene que haber sido un ayuno sobrenatural, porque ningún ser humano puede vivir sin agua por tanto tiempo. Salvo las experiencias de Moisés y de Elías (véase 1 Reyes 19:8), los demás ayunos totales mencionados en la Biblia fueron de corta duración, normalmente entre veinticuatro horas y tres días.

La mayor parte de los expertos en ayuno coinciden en que un ayuno total no debe prolongarse por más de tres días. Aún un período de tres días es considerado arriesgado, y no se recomienda. En nuestras conferencias sobre ayuno, destacamos una regla, para quienes están considerando realizar un ayuno total: *Sólo haga un ayuno total cuando sepa que ha recibido instrucciones claras y específicas del Señor.*

Olga Carroll llegó a Cuernavaca, México, para nuestra primera conferencia "Génesis 1:29" sobre el ayuno, en octubre de 1984. Luego que nos informó de sus planes para efectuar un ayuno total, la apoyamos. Tenía un pedido específico de oración, y sentía que esta era la manera como Dios quería que intercediera por una amiga muy querida. La tercera noche, exactamente setenta y dos horas después de haber comido su última comida, y de haber bebido su último vaso de agua, llevó una jarra de agua y un reloj despertador a nuestra reunión de la noche. Apenas sonó el despertador para señalar el fin de su ayuno de tres días, ¡ella estaba lista para beber!

El ayuno absoluto

El ayuno absoluto implica abstenerse de todo alimento sólido y líquido. Ya que este ayuno sólo permite agua, algunos lo han denominado erróneamente "el ayuno de agua". Los expertos en ayuno que usan la terminología correcta, consideran que este es un nombre inapropiado, ya que "ayunar" significa "abstenerse". Un ayuno de agua significaría "abstenerse de agua".

El ayuno absoluto se asemeja también el ayuno higiénico: permite sólo la ingestión de agua pura por el cuerpo, y aconseja el mayor descanso posible. El ayuno absoluto asiste al cuerpo en la más rápida y completa restauración de energía nerviosa, desintoxicación y reparación que existe.

Tanto en el ayuno total, como en el ayuno absoluto, la sensación de hambre no existe. Ya que el cuerpo en realidad se alimenta de sus propias reservas, uno no experimenta hambre. Los que ayunan normalmente comprenden esta verdad: "El apetito es un deseo mental; el hambre es una necesidad del cuerpo." Ya que las necesidades del cuerpo están siendo satisfechas mientras el cuerpo se alimenta de sus reservas disponibles, uno no experimenta hambre durante el ayuno. Puede haber apetito, pero no es hambre en el verdadero sentido de la palabra.

La mayoría de los teólogos coinciden en que Jesús efectuó un ayuno absoluto, antes que un ayuno total, por dos razones. En primer lugar, la Biblia no especifica que Él no tomó ni comida ni agua, como lo hace en los casos de Moisés, Ester, Esdras y otros. En segundo lugar, tanto Mateo como Lucas dicen que Cristo tuvo hambre después de su ayuno de cuarenta días (véase Mateo 4:2). Las Escrituras no nos dicen que tuvo sed. Ya que la sed es un deseo mucho más intenso y urgente que el hambre, si Jesús no hubiera tomado agua durante el ayuno, habría querido tomar agua antes de alimentarse.

Si usted está pensando efectuar un ayuno absoluto, le ofrezco las siguientes sugerencias:

1. *Consulte por teléfono o en el consultorio a un profesional que comprenda los beneficios del ayuno.* La mayor parte de estos supervisores de ayuno, son practicantes de higiene natural.

La mayoría de las personas pueden efectuar su propio ayuno absoluto, sin ninguna otra consecuencia que resultados fabulosos. Sin embargo, algunas personas (y usted puede ser una de ellas) pueden necesitar una consulta o una supervisión responsable. Un higienista responsable puede determinar en qué categoría se encuentra usted. Aunque la regla general es suspender todo medicamento durante el ayuno, la interrupción inmediata en el uso de ciertos medicamentos puede causar la muerte. No obstante, si usted no está tomando ninguna clase de medicamentos, ni tiene ninguna de las contraindicaciones al ayuno enumeradas en el Apéndice 3, puede efectuar sin problemas un ayuno breve, sin necesidad de consulta ni de supervisión.

2. *Programe su ayuno absoluto cuando no esté realizando trabajo físico intenso.* Usted necesita la libertad para descansar, incluso dormir, en la medida que su cuerpo lo requiera. La mayoría de las personas experimentan debilidad. Algunas experimentan impaciencia o irritabilidad. Estas son adaptaciones naturales del cuerpo y de la mente al ayuno. Espere lo inesperado. Su cuerpo necesita restaurar y conservar su energía para eliminar toxinas y para reparar sus células, tejidos y órganos. Cuando se utiliza la energía nerviosa del cuerpo para trabajar, o para efectuar ejercicios agotadores, en lugar de usarla para "limpiar la casa", se le priva de energía de sanidad, demorando así los procesos de curación y de rejuvenecimiento.

3. *Ayune sólo entre uno y cinco días.* Le recomiendo que no efectúe un ayuno absoluto por más de cinco días, a menos que

tenga experiencia en el ayuno o esté bajo supervisión profesional.

4. *Instrúyase.* Consiga libros y casetes de enseñanza que proporcionan mayor información sobre los beneficios físicos y espirituales del ayuno. Estos materiales calmarán sus temores sobre el ayuno. En realidad, lo instruirán e inspirarán para perseverar en su tiempo de súplica, oración y ayuno.

El ayuno parcial

"Ayunar" significa abstenerse de algo en parte. Por ejemplo, cuando utilizamos el término "desayuno", queremos decir que "rompemos el ayuno", de no habernos alimentado durante la noche. Cuando explico que sólo bebo agua pura durante mis ayunos, a menudo el público me observa asombrado.

— ¿Quiere decir que no come nada? — preguntan con frecuencia.

— Sí, eso es lo que llamo un ayuno — respondo.

Al principio no podía imaginarme qué pensaban las personas cuando yo usaba la palabra "ayuno". Ellas piensan normalmente en términos de un ayuno parcial, en el cual debía haber tomado *algo*, ¡aunque fuera sólo vitaminas y suplementos minerales!

El ayuno parcial significa la abstinencia de determinadas comidas y bebidas seleccionadas, pero no una completa abstinencia de toda comida y bebida. Por ejemplo, Daniel se abstuvo del pan, de la carne y del vino por veintiún días (véase Daniel 10:3).

Esto significa que toda persona que se abstenga de comer una comida determinada, está practicando un ayuno parcial. Generalmente, sin embargo, no consideramos que los vegetarianos están efectuando un ayuno parcial, sólo porque se están absteniendo de comer carne. Ellos están practicando una dieta vegetariana, no ayunando. Sin embargo, técnicamente hablando, han elegido abstenerse de determinadas comidas, y por lo tanto, están llevando a cabo un ayuno parcial.

Las personas que quieren ayunar, pero que no pueden interrumpir su tratamiento sin sufrir consecuencias lamentables, pueden desear efectuar un ayuno parcial. El cuerpo reacciona ante la interrupción repentina de algunas drogas poderosas, tal como la cortisona, con resultados violentos y peligrosos.

Una mejor manera de reducir gradualmente estas drogas, consiste en efectuar el ayuno parcial con comidas ligeras de fruta, o con jugos. Esas comidas actúan como amortiguantes, mientras se retiran los depósitos tóxicos de cortisona. Recomiendo que tales casos sean supervisados por un profesional con experiencia en ayunos. Cuando una persona ayuna por motivos espirituales, generalmente sugiero que efectúe un ayuno parcial, a fin de conservar la fuerza, para que pueda continuar con su rutina diaria.

La dieta de jugos es la forma más popular del ayuno parcial. Tal como aquellas personas no informadas han denominado inadecuadamente el ayuno absoluto como el "ayuno de agua", también han denominado a la dieta de jugos el "ayuno de jugos".

Recuerde que "ayunar" significa "abstenerse". Un "ayuno de jugos", ¡significaría que uno ingiere cualquier cosa, menos jugos! Hemos de usar la terminología correcta desde el comienzo de nuestro estudio sobre el ayuno. Si usted lee alguno de los escritos más técnicos sobre el ayuno, no necesitará aprender nuevamente los términos usados por los profesionales. Quizá las cosas más importantes para recordar cuando uno efectúa la dieta de jugos es tomar jugos frescos (naturales), consumirlos lentamente, y no tomar más de cinco vasos por día.

La dieta líquida difiere de la dieta de jugos, porque incluye toda clase de líquidos, siempre que no tenga la forma de comida sólida: caldo de legumbres, caldo de carne, gelatina caliente, leche, toda clase de bebidas, y especialmente bebidas preparadas en casa. Ya que muchas comidas líquidas que se consumen hoy no son saludables, no recomiendo la dieta líquida para los mejores resultados físicos. Pero la dieta líquida a veces provee un modo conveniente para ayunar por motivos espirituales, o para bajar de peso.

La dieta de Daniel también fue un ayuno parcial. Sólo comió ciertos cereales, legumbres y verduras. Daniel sólo comió "legumbres". Su dieta era mucho más estricta que la mayoría de los ayunos parciales. Según las Escrituras, la dieta de Daniel no permitía productos animales, como la carne, la leche y los huevos. En esencia, esta es una forma de dieta vegetariana estricta (véase Daniel 1:12,16; 2 Samuel 17:28).

¿Cuál es la diferencia entre el ayuno parcial de Daniel y la dieta de Génesis 1:29? Aunque ambas son vegetarianas, la dieta de Génesis 1:29 requiere que no haya cocción. La persona que practica esa dieta, come frutas y verduras en su estado crudo, sin cocinar. A causa del tipo de comida en la dieta parcial de Daniel, obviamente las mismas debían ser cocidas.

Haga un sacrificio

El ayuno parcial efectuado por razones espirituales debe eliminar algunas comidas favoritas que comemos regularmente, y especialmente las que disfrutamos, que ansiamos y que comemos con exceso. Las Escrituras nos dicen que Daniel no probó ningún "manjar delicado" (Daniel 10:3). Creo que eso significa que no comió nada que lo excitara, o que tuviera un sabor tan agradable para él que lo ansiara. En lugar de eso, comió comidas corrientes, y no comidas que apelaran a los sentidos.

Uno puede usar el ayuno parcial para humillarse ante Dios. Puede usarse como un sacrificio, negándose algo que apetece mucho. Un hombre judío me dijo que durante sus días de ayuno parcial por razones religiosas, renuncia a los postres, que le atraen profundamente.

Una de mis comidas favoritas era la langosta americana. El no comerla por un mes no constituye un ayuno parcial. Ni es un ayuno parcial para la gente que no disfruta de los frijoles o de la col de Bruselas el dejar de comerlos. Por el contrario, un ayuno parcial consiste en renunciar a comidas que comemos con frecuencia, y que disfrutamos.

Quisiera dar un ejemplo de un ayuno parcial efectuado por razones espirituales. Mi hijo Chris y su esposa Cecilia ayunan un día por semana. Ellos eliminan el azúcar, la crema, la mantequilla, las salsas, las especias, y todo condimento que realce el sabor de su comida. Su comida puede consistir en pescado asado seco, pan sin mantequilla y café sin azúcar ni crema. Es una comida sencilla y no estimulante, que elimina las comidas más sabrosas.

Exhorto a las personas que se abstienen de la comida, a abstenerse también de la televisión, de los diarios y de los pasatiempos. Aunque estos no sean técnicamente parte de un ayuno, el privarse de los medios de difusión y de otras indulgencias, refuerza la disciplina que se requiere para el ayuno parcial. Esta disciplina nos brinda tiempo para la oración y el estudio de las Escrituras, y nos ayuda a recordar que el ayuno significa más que simplemente privarse de comida.

Si privarse de *todo* alimento no es conveniente para usted, entonces el ayuno parcial es una buena manera para comenzar a adquirir su experiencia en el ayuno. No sufrirá la conmoción física, emocional y espiritual de que le quiten toda la comida. No quedará a la deriva en un mar de falta de alimentos. Luego de efectuar el ayuno parcial de su elección varias veces, usted aprenderá que no debe temer efectuar un ayuno absoluto de un día.

El ayuno proclamado

Después de descubrir un complot para matar a su pueblo, la reina Ester envió mensaje a Mardoqueo, diciendo: "Ve y reúne a todos los judíos que se hallan en Susa, y ayunad por mí, y no comáis ni bebáis en tres días, noche y día; yo también con mis doncellas ayunaré igualmente" (Ester 4:16). Tal declaración es denominada un ayuno proclamado.

¿Alguna vez ha convenido con otros en oración en busca de fortaleza espiritual y guía del Señor? El unirse con otros en un ayuno proclamado, es algo parecido. El ayuno proclamado tiene lugar cuando dos o más personas deciden abstenerse de comida por razones espirituales. Se ponen de acuerdo en oración y ayuno. El ayuno proclamado también ha sido llamado el ayuno corporativo, ya que dos o más personas se unen en un solo cuerpo por una causa común.

¿Cómo se proclamaron los ayunos colectivos en la Biblia? Una autoridad, tal como un profeta o un rey en el Antiguo Testamento, públicamente convocaba a su ciudad o nación a ayunar. Estos son algunos ejemplos tomados de las Escrituras:

- Esdras proclamó un ayuno junto al río Ahava, para que los judíos pudieran humillarse delante de Dios y buscar su dirección sobre su viaje a Jerusalén (véase Esdras 8:21-23,31,32).

- Cuando los habitantes de Jabes de Galaad oyeron que Saúl y sus hijos habían muerto en la batalla, quemaron sus cuerpos, enterraron los huesos y ayunaron por siete días (véase 1 Samuel 31:11,13).

- Oyendo que tres ejércitos habían reunido sus fuerzas contra los israelitas, Josafat "tuvo temor; y . . . humilló su rostro para consultar a Jehová, e hizo pregonar ayuno a todo Judá" (2 Crónicas 20:3).

- Mientras Saúl perseguía a los israelitas en batalla, pronunció un temerario juramento: "Cualquiera que coma pan antes de caer la noche, antes que haya tomado venganza de mis enemigos, sea maldito" (1 Samuel 14:24).

- En un plan para tomar la viña de Nabot, Jezabel escribió cartas en nombre de Acab, diciendo: "Proclamad ayuno, y poned a Nabot delante del pueblo; y poned a dos hombres perversos delante de él, que atestiguen contra él y digan: Tú has blasfemado a Dios, y al rey. Y entonces sacadlo, y apedreadlo para que muera" (1 Reyes 21:9,10).

Estos dos últimos ejemplos nos muestran que aún los ayunos proclamados, al igual que algunos de nuestros ayunos personales, no siempre se han efectuado con el mejor de los motivos.

En los tiempos bíblicos, los líderes a menudo proclamaban un ayuno para que el pueblo pudiera clamar a Dios por su ayuda para superar un problema serio, tal como una plaga, o el avance de un ejército enemigo. Los líderes de la iglesia de Antioquía proclamaron un ayuno para buscar al Señor. Esto resultó en el nombramiento de Pablo y Bernabé como los primeros misioneros de la iglesia (véase Hechos 13:1-3).

En el primer siglo, la gente a menudo ayunaba antes de asignar a sus ancianos. Pareciera que no ayunaban para poder saber a quién elegir, tanto como para dar importancia al acontecimiento, y para santificar la memorable ocasión. Su ayuno también demostraba ante Dios su voluntad para afligir su alma (véase Hechos 14:23, Éxodo 34:2,28; Deuteronomio 9:9,18).

La ley de Moisés proclamaba sólo un ayuno por año, en el día de la expiación (véase Levítico 16:29-34; 23:26-32; Números 29:7-11). En ese día, todos se unían como un solo cuerpo para "afligir su alma" en oración y ayuno. Los ayunos judíos "comenzaban al amanecer y terminaban con la aparición de la primera estrella del atardecer, salvo los del día de la expiación, y del noveno día del mes de Abib, que duraban "desde un atardecer, hasta el otro atardecer".[1] Las leyes permitían que los niños jóvenes efectuaran alguna medida de ayuno (ayuno parcial), para que cuando crecieran estuvieran preparados para participar del ayuno nacional. La Biblia registra otros casos de llamado a un ayuno nacional (véase 1 Samuel 20:32-34; Isaías 58:3-7; Jeremías 36:1-9; Jonás 3:7-9; y Ester 4:16).

El ayuno proclamado no terminó en la época bíblica. Las páginas de la historia registran tiempos específicos cuando el pueblo y las naciones efectuaron el ayuno proclamado por indicación de sus líderes:

- Durante los últimos mil trescientos años, los musulmanes estrictos han obedecido la proclamación del ayuno durante los treinta días que denominan el "Ramadán", período durante el cual se niegan a ingerir alimentos desde el amanecer hasta la puesta del sol.

- Cuando la gran plaga azotó a Londres en el año 1563, el rey proclamó un ayuno, hasta que la epidemia desapareciera.

- A través del siglo diecisiete en Inglaterra, los Disidentes ganaron el control de la Cámara de los Comunes, y periódicamente proclamaron ayunos. Más tarde, durante el período de la Restauración, el rey proclamó a veces ayunos públicos.

- Antes de partir para el Nuevo Mundo a fines del siglo dieciseis, los puritanos efectuaron tres períodos formales de ayuno. Primero en Holanda, donde se habían refugiado, los líderes proclamaron un ayuno para buscar la guía del Señor. Una vez que sintieron que Dios los guiaba para emigrar al Nuevo Mundo, los líderes proclamaron un ayuno para conmemorar su pronta partida. Por último, en una despedida final a Inglaterra, el clero o pastorado proclamó un ayuno.

- Durante la revolución americana, el Congreso Continental proclamó que todos los norteamericanos debían observar el 20 de julio de 1775 como día nacional de ayuno y oración, mientras se preparaban para la guerra de la independencia.

- El clero o pastorado de los estados del sur de los Estados Unidos, proclamó un ayuno el 21 de noviembre de 1860, poco antes del estallido de la guerra civil. Al año siguiente, el clero o pastorado del norte siguió el ejemplo y proclamó el 26 de septiembre de 1861 como día de ayuno.

En la actualidad un pastor puede declarar formalmente un tiempo de oración y ayuno para su congregación. La proclamación puede ser para un ayuno total, absoluto o parcial. Y puede ser para una sola comida, o por mucho más tiempo. El acuerdo entre los que ayunan pone en efecto el ayuno proclamado.

El ayuno individual

El ayuno individual, a veces denominado ayuno personal, simplemente significa que una sola persona ayuna, en lugar de dos, más que dos, o toda la congregación. Alguien puede efectuar un ayuno individual fundamentalmente por razones terapéuticas. Sin embargo, en otras ocasiones, la persona puede sentirse guiada a ayunar como ejercicio religioso, o durante un tiempo de hambre espiritual. Estos son algunos ejemplos bíblicos de personas que efectuaron ayunos personales:

- Ana, afligida a causa de su incapacidad para tener hijos. Su rival la provocaba, por lo cual "Ana lloraba, y no comía" (1 Samuel 1:7).

- Acab, luego de que Nabot se negó a venderle su viña, "se acostó en su cama, y volvió su rostro, y no comió" (1 Reyes 21:4).

- Ana, una anciana viuda, que presenció la presentación de Jesús en el templo, servía "de noche y de día con ayunos y oraciones" (Lucas 2:37).

- Saulo, confrontado por Jesús en el camino a Damasco, "estuvo tres días sin ver, y no comió ni bebió" (Hechos 9:9).
- Cornelio, explicando a Simón Pedro la visitación que le hicieran los ángeles, dijo: "Hace cuatro días que a esta hora yo estaba en ayunas . . ." (Hechos 10:30).

Muchas necesidades espirituales pueden guiar a una persona a ayunar para el Señor (véase 2 Samuel 12:20-23; Daniel 6:18; 9:3; Nehemías 1:4). La gente a menudo ayuna en tiempos de gran angustia. Observemos un ejemplo detalladamente.

Hombres malignos instigaron al rey Darío a firmar un decreto, que cualquiera que en el espacio de treinta días demandara petición de cualquier dios u hombre fuera del rey, fuese echado en el foso de los leones. Los enemigos de Daniel informaron al rey que Daniel había violado la ley, al orar a Dios tres veces al día. Al rey esta situación "le pesó en gran manera, y resolvió librar a Daniel; y hasta la puesta del sol trabajó para librarle" (Daniel 6:14). Pero a causa del decreto firmado, el rey no tuvo otra alternativa que echar a Daniel en el foso de los leones.

> De modo que el rey mandó, y trajeron a Daniel, y le echaron en el foso de los leones. Pero el rey dijo a Daniel: El Dios tuyo, a quien tú continuamente sirves, él te libre.
>
> Luego el rey regresó a su palacio y pasó la noche *ayunando*; ni instrumentos de música fueron traídos delante de él, y *se le fue el sueño*. El rey, pues, se levantó muy de mañana, y fue apresuradamente al foso de los leones. Y acercándose al foso llamó a voces a Daniel con voz triste, y le dijo: Daniel, siervo del Dios viviente, el Dios tuyo, a quien tú continuamente sirves, ¿te ha podido librar de los leones?
>
> Entonces Daniel respondió al rey: Oh rey, vive para siempre. Mi Dios envió su ángel, el cual cerró la boca de los leones, para que no me hiciesen daño, porque ante él fui hallado inocente; y aún delante de ti, oh rey, yo no he hecho nada malo.
>
> Daniel 6:16,18-22, cursivas añadidas

Aflicción, humillación y ayuno

Los ayunos proclamados e individuales que se hallan en la Biblia, generalmente están relacionados con el concepto de afligir o humillar el alma (véase Levítico 16:29). Con el correr del tiempo, las palabras "ayuno" y "afligir el alma" llegaron a ser equivalentes. Como prueba de la similitud entre el "ayuno" y la "aflicción", consideremos las siguientes Escrituras, donde los escritores combinan ambos términos para dar más énfasis:

¿Por qué, dicen, ayunamos, y no hiciste caso; humillamos nuestras almas, y no te diste por entendido?

Isaías 58:3

¿Es tal el ayuno que yo escogí, que de día aflija el hombre su alma?

Isaías 58:5

Afligí con ayuno mi alma.

Salmo 35:13

Esta es la esencia del ayuno espiritual: fortalecer el verdadero arrepentimiento y ofrecer una verdadera humildad. Tal ayuno espiritual nos ayuda a recordar nuestra indignidad ante los ojos de Dios, y nos guía — a veces desesperadamente — a implorar la tierna misericordia y el perdón de Dios. Ya sea que lo practique un cuerpo corporativo en un ayuno proclamado, o una persona en un ayuno individual, el ayuno de arrepentimiento y de humildad, es el verdadero ayuno espiritual. La antigua definición mosaica del ayuno es "afligir (inclinar, humillar) el alma" mediante el refrenamiento de los apetitos mundanos que tienen su asiento en el alma.[2]

Elija el momento adecuado para ayunar

Una vez que usted se haya convencido de los beneficios del ayuno, debe decidir el momento adecuado para efectuarlo. Un breve ayuno de uno a tres días puede realizarse virtualmente en cualquier momento. El ayunar desde el viernes por la noche hasta el lunes por la mañana le dará todo el fin de semana para descansar y pasar tiempo leyendo las Escrituras.

Otro momento ideal es durante las vacaciones del trabajo.

Usted puede planificar un período extenso de varios días para ayunar. Puede ayunar en el hogar, o puede decidir que el ayuno sea supervisado por un higienista natural experimentado.

Los fines de semana largos del Día de Acción de Gracias, de la Navidad y del Año Nuevo, pueden ser un tiempo ideal para que usted ayune. Todo depende de su propio llamado y resolución, y del tiempo disponible. Generalmente, no aconsejo que se ayune durante esos feriados. Con la visita de la familia y de amigos, que llegan con presentes de comida, el ayunar en esas fechas es difícil, no sólo para usted, sino para quienes lo rodean.

Elija una época más apropiada para ayunar. Según sus compromisos, y las distintas vacaciones y días no laborales, ciertas épocas del año serán más adecuadas para que usted ayune para su renovación física y espiritual. Las seis semanas antes de la Semana Santa, constituyen una época excelente para ayunar.

Los discípulos de Juan el Bautista y los fariseos ayunaban regularmente. Sin embargo, ellos notaron que los seguidores de Jesús no observaban días especiales de ayuno, y preguntaron por qué. Jesús les respondió: "¿Acaso pueden los que están de bodas tener luto entre tanto que el esposo está con ellos? Pero vendrán días en que el esposo les será quitado, y entonces ayunarán" (Mateo 9:15). Jesús sólo iba a estar poco tiempo más con sus discípulos. Ese era un tiempo de celebración y de comunión, que a menudo giraba alrededor de la comida.

El ayunar durante las vacaciones no es malo. Algunas personas eligen deliberadamente la semana entre la Navidad y el Año Nuevo para ayunar. Pero si toda la familia estará celebrando, ¿no sería mejor unirnos a esa celebración y ayunar en un momento más conveniente? Dios quiere que su pueblo disfrute de banquetes, y también que ayune. Debemos ser sensibles al momento más adecuado para cada uno. La Biblia nos recuerda: "Todo tiene su tiempo, y todo lo que se quiere debajo del cielo tiene su hora" (Eclesiastés 3:1).

Hay un tiempo de ayunar, y hay muchas clases de ayuno. Sea sensible para ayunar en el tiempo de Dios. Simplemente busque en oración la dirección del Señor sobre cuando debe hacerlo, y obedezca.

6

¿Ayuno o agotamiento?

Bobby Sands, de veintisiete años de edad, murió el 5 de mayo de 1981, durante el sexagésimo sexto día de su denominado "ayuno político". Fracasó en forzar al gobierno británico a otorgarle a él y a setecientos otros miembros del ejército republicano irlandés el estado de presos políticos. Sí logró, no obstante, avivar las llamas de las pasiones republicanas e incitar a la violencia callejera, a niveles nunca antes vistos en casi una década en Irlanda del Norte. Irónicamente, los resultados del ayuno político de Bobby Sands sólo aumentaron la tensión entre ambos opositores, el gobierno británico y el ejército republicano irlandés. Lamentablemente, Bobby Sands perdió su vida y su batalla por su gobierno.

Pocos meses después, Miguel Snyder, un católico y activista cristiano de treinta y ocho años de edad, proclamó un ayuno político. Snyder protestó contra el gobierno de los Estados Unidos por haberle puesto a un submarino el nombre de "Corpus Christi", que en latin significa "el cuerpo de Cristo". Snyder sintió que la decisión del gobierno de poner tal nombre sobre un buque de guerra era sacrílega. El gobierno de Estados Unidos señaló que lo habían nombrado simplemente en honor de la ciudad de Texas. Snyder perseveró sesenta y cuatro días en un ayuno absoluto. El gobierno, queriendo evitar la mala publicidad de un mártir cristiano luchando contra él, cambió el nombre del submarino, por el de "Ciudad de Corpus Christi". Snyder celebró su victoria tomando un plato de sopa.

¿Por qué Bobby Sands murió y Miguel Snyder vivió, después de haber ayunado casi la misma cantidad de días? La respuesta está en las leyes fisiológicas de la vida humana.

Todos somos distintos. Cada persona tiene diferentes cantidades de grasas, de proteínas, de vitaminas y de reservas minerales en sus tejidos. Cada una tiene distintas reservas de energía nerviosa.

Bobby Sands agotó estas reservas, y pasó del ayuno al agotamiento. La condición fisiológica de Sands se volvió agotamiento irreversible varios días antes de su muerte. Él hizo caso omiso voluntariamente a las señales de su cuerpo, y decidió suicidarse por inanición. Miguel Snyder no había utilizado sus reservas, y aún estaba en el estado de ayuno cuando interrumpió su ayuno. En consecuencia, Snyder aún tenía un aspecto saludable cuando interrumpió su ayuno, y lo podría haber continuado por más tiempo.

La mayoría de la gente no entiende la relación que hay entre el ayuno y el agotamiento. El rostro famélico y el cuerpo extenuado de las víctimas hambrientas de los campos de concentración pueden aún estar fijados en su mente. Estas imágenes pueden evitar que usted se extralimite en su nuevo conocimiento y en su fe en el Señor.

¿Cuándo se transforman en agotamiento la abstención de comida y el descanso profundo? ¿Cuándo la abstinencia se transforma en suicidio? Cuando el cuerpo dice: "¡Basta! ¡Detente, o me muero!" Para aquellas personas que no han ayunado nunca, o que lo han hecho sólo por uno o dos días, eso puede parecer un poco confuso. Pero una vez que comprendamos los principios del ayuno y del agotamiento, tendremos respuestas claras a estas preguntas. Terminemos con la confusión de una buena vez.

Los principios del ayuno

Después de los primeros dos o tres días, el hambre desaparece. Esto no significa que nos resulte imposible comer la comida que nos sirven, o que pensar en comer de pronto no nos atraiga, pero la *ansiedad* por la comida desaparece. Recuerde que el apetito es un deseo mental, y que el hambre es una necesidad física.

Por ejemplo, cuando ayuné en Shangri-La en la Florida, Estados Unidos, por un problema físico, escuché la descripción detallada del menú por parte de los huéspedes que estaban comiendo. Los que ayunaban en los centros e instituciones de ejercicios físicos se reunían a menudo para conversar. Hablaban de comida, de recetas y de restaurantes. Aunque yo escuchaba y participaba en la conversación, sus descripciones gráficas, que hacían agua la boca, no me hicieron desear comer. Estaba ayunando, y simplemente no tenía hambre.

Aun cuando llegué al decimoquinto día de mi ayuno, mi cuerpo aún estaba en el modo de ayuno, y sencillamente no tenía hambre. Me sentía muy bien, y quería continuar por varios días más. Lamentablemente, mis compromisos no lo permitirían.

Cuando reaparece el hambre, es tiempo de terminar el ayuno. Las Escrituras ilustran este principio con la conclusión del ayuno de cuarenta días de Jesús. "Y después de haber ayunado cuarenta días y cuarenta noches, tuvo hambre" (Mateo 4:2). Su hambre indicó que el ayuno había terminado. Él había completado su ayuno.

Después que interrumpimos el suministro de comida, nuestro cuerpo quema reservas de combustible almacenadas en los tejidos y fluidos del cuerpo, y simultáneamente elimina depósitos tóxicos almacenados en el cuerpo. Entre el segundo y el tercer día del ayuno, se producen una serie de profundos cambios bioquímicos y fisiológicos en el cuerpo. Estos cambios temporales se revierten cuando comenzamos a comer otra vez. Estos son algunos de esos cambios:

1. *Aparece el mal aliento*, el primer síntoma de la desintoxicación. El setenta por ciento de la eliminación del cuerpo se efectúa a través de los pulmones. El mal aliento que experimenta la mayoría de la gente al despertarse sucede porque el cuerpo ha estado efectuando un miniayuno desde su última comida. El cuerpo entra en un ciclo de eliminación, y comienza el proceso de desintoxicación.

2. *Aparece una lengua saburrosa*. Eso indica la acumulación de toxinas a través del canal alimentario de nueve metros, que comienza en el extremo de la lengua y que atraviesa todo el cuerpo, terminando en el ano. Esta es otra zona normal de

eliminación, ya que las toxinas se acumulan en las membranas mucosas del tracto alimentario, para su eliminación.

Algunas veces esa acumulación mucosa hace que la lengua parezca completamente blanca, a veces hasta verdosa, espesa y casi sarrosa. La lengua saburrosa irá cambiando según la cantidad de días que usted haya estado ayunando, o según cual haya sido su dieta. Para el médico capacitado en salud, el estado de la lengua proporciona una información precisa acerca del verdadero estado de la salud de una persona, de su vitalidad y de su desintoxicación. A causa de la capacidad de la lengua de reflejar el estado interior del cuerpo, la lengua ha sido a menudo denominada "el espejo mágico".

Los médicos se dan cuenta de que una lengua saburrosa revela su estado de salud o de enfermedad. Esta es la razón por la cual dicen rutinariamente: "Saque la lengua y diga 'Ah'." Al encontrarse con una lengua saburrosa, se dan cuenta de que algo está sucediendo dentro de su organismo. Sin embargo, pocos de los médicos con capacitación convencional relacionan el ayuno con la desintoxicación, y con la mejoría. Al observar una lengua blanca, lo primero que piensan es: "¡Está enfermo!" Luego por lo general prescriben drogas. Lamentablemente, la ingestión de drogas puede detener la eliminación de tóxicos que el cuerpo había comenzando, en un intento por mejorarse.

3. *Se produce un olor corporal desagradable*. El mayor órgano de eliminación del cuerpo humano es la piel. Sus millones de poros permiten la salida de las toxinas. Durante un ayuno, la desintoxicación se acelera tanto que el cuerpo presenta olores desagradables, mientras los venenos son expulsados a la atmósfera.

Aunque momentáneamente desagradables, tales olores no deben alarmarnos. De ninguna manera debe relacionarse este olor con el olor de muerte que observamos en las personas gravemente enfermas, que continúan envenenándose con muchas drogas. El olor de alguien que ayuna ¡es el olor no tan fragante de una persona que está recuperándose!

4. *Puede presentarse debilidad*. Para el tercer a quinto día de un ayuno absoluto, el hambre se retira casi invariablemente. El cuerpo ya no recibe comida para su supervivencia, sino que

se alimenta de sus reservas. Ya que el cuerpo cantidad tremenda de energía para una limpieza de la casa, casi siempre el que ayuna experime... Tenga en cuenta estos síntomas corporales, mentales y emocionales, sabiendo que el ayuno y la oración constituyen la más poderosa actividad de sanidad, restauración y regeneración que usted pueda realizar.

Suponiendo que quien ayuna tiene suficientes reservas y energía nerviosa como para efectuar un ayuno completo, cuando el cuerpo se haya desintoxicado completamente, la lengua aparecerá clara, el aliento será dulce, la piel exudará un aroma agradable, y volverá el hambre. En ese momento, el ayuno habrá concluido.

Cuando regresa el hambre, debemos ingerir alimentos de inmediato. Esta es la línea de separación entre el ayuno y el agotamiento. Si no se consume comida en ese momento, el cuerpo comienza a alimentarse de sus tejidos vitales, y no de sus reservas. Cuando el cuerpo necesita de sus propios órganos vitales para sobrevivir está en un verdadero estado de inanición.

No debemos confundir el ayuno con la inanición. Lamentablemente, ambas palabras son usadas indistintamente en casi todos los círculos médicos. De mil médicos, habrá uno que no se oponga al ayuno. Ellos nunca han ayunado, conocen muy poco sobre el tema, y responden sólo a historias grotescas o fantásticas que han oído. La falta de comprensión crea un temor innecesario, y produce peligros imaginarios e infundados, y el uso de tácticas intimidantes usadas por los médicos para evitar el ayuno.

Recuerde que el ayuno *no es* agotamiento. El ayuno comienza con el prescindir de la comida, y termina cuando regresa el hambre natural. Por el contrario, el agotamiento o inanición, comienza con el regreso del hambre natural, y termina con la muerte.

Percepción de la tentación de Jesús

Aunque la Biblia no nos proporciona los detalles físicos del ayuno de Jesús, pareciera que Él también llevó a cabo el ayuno completo. Después de cuarenta días de ayuno, Jesús tuvo hambre (véase Mateo 4:2). Su cuerpo trasmitió la señal de que sus reservas se habían agotado y que su ayuno había terminado. Era tiempo de alimentarse.

Como aprendimos antes, los que ayunan no experimentan hambre luego de los primeros pocos días de un ayuno. El regreso del hambre es una protección para evitar el agotamiento. Si alguien pasa por alto el hambre en ese momento, el cuerpo comienza a alimentarse de sus organismos vitales para sobrevivir. Esta es la primera etapa del agotamiento, o inanición.

Eso hace que la tentación de Cristo sea aún más significativa. Jesús tenía hambre. Su ayuno había terminado. Ya no quedaban más reservas en su cuerpo. Era vital para su salud física que comiera *de inmediato*, para evitar las primeras etapas del agotamiento.

La tentación de transformar esas piedras en pan, era más que una tentación para realizar lo que hubiera sido su primer milagro. El tomar alimentos era vital para su propia vida. Cristo conocía su necesidad física inmediata, y Satanás también. Jesús tenía ciertamente más que una razón para ceder a la tentación.

¿Qué hizo Jesús? Citó las Escrituras. "No sólo de pan vivirá el hombre, sino de toda palabra que sale de la boca de Dios" (Mateo 4:4). Él confió en su Padre celestial la satisfacción de sus necesidades físicas. Cuando Satanás terminó su última tentación, Dios envió a los ángeles para ministrar a Jesús (véase Mateo 4:11). Creo que los ángeles le llevaron alimentos.

¿Por cuánto tiempo debo ayunar?

A veces las personas me preguntan: "¿Cuántos días podré ayunar?" Nadie puede determinar de antemano cuánto tiempo llevará un ayuno completo. Los siete factores determinantes son:

1. Las reservas disponibles de energía nerviosa.
2. La cantidad de reservas en los fluidos y tejidos del cuerpo.
3. La predisposición heredada de la persona.
4. Las lesiones corporales y los traumas experimentados en la vida.

5. La cantidad de tóxicos acumulados presentes en el cuerpo.

6. El tipo de acumulación tóxica en el cuerpo.

7. La voluntad de la persona.

Esos siete factores determinantes varían mucho de una persona a otra. Aún una persona muy delgada tiene días, o semanas, de reservas. Para la mayoría de nosotros, es sorprendente cuánto tiempo requiere completar un ayuno. La terminación a menudo sucede después de los cuarenta días. Lógicamente, esto varía.

El registro más breve de un ayuno completado, fue el de la esposa del doctor Enrique S. Tanner. El doctor Tanner efectuó personalmente muchos ayunos prolongados que llenaron los titulares de los diarios alrededor del mundo a fines del siglo pasado. El hambre de su esposa volvió después de sólo diez días.

Un ayuno muy prolongado fue supervisado por el doctor Alex Burton, experto australiano en ayunos. En 1982, el doctor Burton supervisó el ayuno de un hombre por 103 días. Se dice que el ayuno más largo registrado, ha sido de 365 días. El extinto doctor Allan Cott, experto en la materia y autor del libro *La última dieta*, afirmó que no había conocido a nadie que hubiera completado realmente un ayuno en menos de veintiocho días. Estas estadísticas comprueban que una persona promedio, no debe temer morirse de hambre, si efectúa ayunos cortos de algunos días.

He efectuado muchos ayunos en algunos de los centros de salud y ayuno a lo largo y ancho del país. En tales lugares, los expertos indican a sus clientes que si el hambre vuelve mientras están efectuando un ayuno prolongado, aunque sea de noche, deben alimentarse de inmediato. El director generalmente dice: "Si comienzan esos dolores del hambre, golpee de inmediato en mi puerta. Lo guiaré a la cocina, para que se alimente en seguida."

Un huésped que asistía a uno de esos retiros había comenzado a ayunar por primera vez. Después de cuarenta y ocho horas golpeó en la puerta del director a medianoche, insistiendo que su hambre había regresado y que debía comer inmediatamente.

El director alzó sus pestañas y se rió, mientras relataba esta historia durante una conferencia. Le contestó a su huésped hambriento:

— Vuelva a su cama. Usted sólo ha estado ayunando cuarenta y ocho horas.

— Pero mi hambre ha vuelto — insistió el hombre.

— Su hambre no ha vuelto — contestó el director —, porque aún no se ha ido.

Beneficios del ayuno

El finado doctor Herbert Shelton, el médico en higiene natural más renombrado del mundo en este siglo, colocó el siguiente sello de aprobación sobre la práctica del ayuno:

El ayuno es la mejor manera de mantener buena
salud, de eliminar el dolor y la enfermedad, de reducir
y controlar el peso y, en última instancia, de prolongar la vida.

Confirman sus beneficios los que han estudiado el proceso del ayuno. De ningún modo debe compararse a los efectos de la inanición o el agotamiento, que ponen en peligro la vida misma. El ayuno es un proceso biológico normal para todas las criaturas vivientes. Observe a los animales. Cuando los perros o los gatos se enferman o se lastiman, buscan un lugar quieto y cálido, preferiblemente apartado, y ayunan hasta que se sienten mejor. Aún su consumo de agua es mínimo.

Los elefantes heridos continúan viajando con el resto de la manada. Mientras los demás comen hasta novecientos kilogramos de pasto por día, los elefantes enfermos pasan la mayor parte del tiempo reclinados contra un árbol, a veces arrodillados en el suelo, pero nunca comiendo mientras están enfermos. Tienen instintos infalibles para la restauración de sus cuerpos. El ayuno restaura la salud, ¡no la quita!

En los seres humanos se aplica la misma regla, si sólo prestamos atención a nuestro cuerpo. Cuando ataca una enfermedad aguda, tenemos la tendencia de perder el deseo de alimentarnos. Cuando tenemos un resfriado o gripe, a veces nos quejamos que la comida no tiene sabor. Ese es el mensaje de nuestro cuerpo de que debemos abstenernos de comer.

Cuando perdemos el apetito, nuestros instintos orgánicos saben que comer de la manera habitual aumenta la enfermedad. Generalmente pensamos que la pérdida de apetito es una gran calamidad, y buscamos la forma de recuperarlo. Sin embargo, si no nos alimentáramos durante esos períodos de falta de apetito, y si sólo comiéramos cantidades mínimas de comida durante las enfermedades crónicas, sucedería lo siguiente:

1. Nos recuperaríamos más rápidamente.

2. Evitaríamos mucho sufrimiento físico.

3. Nuestro cuerpo estaría más a tono.

4. Posiblemente prolongaríamos nuestra vida.

El doctor Isaac Jennings, un cristiano capaz que fue denominado póstumamente "El padre de la higiene natural", y que fue un gran defensor del ayuno, afirmó: "No tiene ventaja alguna cargar el estómago con comida cuando no hay un poder digestivo que la procese." Muchas veces los jugos digestivos dejan de fluir cuando hay una enfermedad aguda. Además, la tensión emocional puede contraer tanto la salida del estómago, que nada pueda salir de él. Esto obliga a la comida a permanecer dentro del tibio estómago para fermentar y podrirse.

Ya que el ayuno es el mejor medio natural para permitir que su cuerpo se sane, es también el medio más seguro. Ayunar tiene más sentido que comer cuando uno está enfermo. Lamentablemente hemos grabado en nuestra mente el concepto de que debemos comer "para mantener nuestra fuerza", no importa cómo nos sintamos con relación a la comida en ese momento. Ignoramos el lenguaje silencioso del cuerpo. Teniendo miedo de morir de hambre, preparamos el crimen, obligándonos y obligando a nuestros seres queridos a comer. Queriendo evitar escenas emotivas por parte de familiares ansiosos, cedemos y comemos. La próxima vez que estemos enfermos y que no tengamos apetito, eliminemos el caldo de gallina preparada por mamá, y sigamos nuestros propios instintos naturales de no comer, hasta que desaparezcan los síntomas. ¡Aún los animales tienen más sentido común que nosotros! Debemos confiar en nuestro cuerpo y admitir que el Dios que los creó es más inteligente que nosotros.

El doctor Hereward Carrington, miembro del consejo directivo del Instituto Americano de Investigaciones Científicas a fines del siglo pasado, nos brinda un concepto sobre el efecto rejuvenecedor del ayuno:

> El momento en que el último bocado de comida es digerido y el estómago queda vacío, comienza un proceso de reconstrucción. Nuevas células reemplazan a las células arruinadas. El reemplazo de las células significa el reemplazo de los tejidos. La costumbre común de comer de tres a seis veces por día, no le da al sobrecargado estómago la oportunidad de vaciarse, para que pueda comenzar la reparación de las células gastadas y estropeadas. Durante un ayuno, las células buenas se achican. Este proceso de rejuvenecimiento ¡sólo comienza cuando el estómago se vacía![1]

Nuestro cuerpo está formado por setenta y cinco trillones de células. Esas células constantemente reconstruyen los órganos, reemplazando las células viejas por células nuevas.

El doctor Carrington prosigue diciendo:

> Este sorprendente reemplazo de células significa el reemplazo de los tejidos; el reemplazo de los tejidos, significa que se ha construido un nuevo estómago, un estómago nuevo en todo el sentido de la palabra, tan nuevo en todo sentido anatómico como el llenado de las heridas, o como el llenado entre los extremos fracturados de los huesos.[2]

Los científicos nos dicen que la fuerza creativa del organismo humano es tan grande ¡que recibimos un cuerpo nuevo cada once meses! Salvo en el caso de las células del cerebro y de algunas partes más seleccionadas del cuerpo, cada una de nuestras 75,000,000,000,000 (75 trillones) de células en el cuerpo es reemplazada, de modo que ningún órgano tiene más de un año de vida.

Si estamos recibiendo cuerpos nuevos a nivel celular cada año, ¿por qué los norteamericanos gozan de tan poca salud?

Porque nos envenenamos más rápidamente de lo que nos desintoxicamos. No practicamos la conservación de energía en nuestro estilo de vida, y acumulamos más desechos tóxicos de los que podemos eliminar a través de nuestros hábitos poco saludables de vida. Contaminamos el templo del Espíritu Santo, en vez de limpiarlo.

Este libro le enseñará a limpiar su cuerpo, su templo. Debiéramos considerar que es un privilegio seguir el ejemplo de nuestro Señor en la oración, en el ayuno, y en sanas prácticas de vida. La mayoría de nosotros hemos buscado instrucciones sobre cómo orar y leer la Biblia. También necesitamos instrucciones sobre cómo ayunar. Tal como cualquier otra práctica seria y altamente beneficiosa, no debemos menospreciar el ayuno, ni tomarlo a la ligera.

Cuando algunos me dicen que tienen poca predisposición para el ayuno, o que temen sufrir efectos secundarios perjudiciales, les recuerdo que Dios nunca espera que hagamos algo que pudiera dañar nuestra salud. Y Él nunca nos pide que hagamos algo que esté más allá de nuestras capacidades. Dios no espera que nos muramos de hambre, ¡pero sí espera que ayunemos!

7

El ayuno terapéutico

El ayuno terapéutico proporciona tremendos beneficios físicos mediante el ayuno parcial, y más eficazmente aún mediante el ayuno absoluto. Si una persona tiene una enfermedad problemática, y quisiera efectuar un prolongado ayuno terapéutico, su decisión depende del tiempo y del dinero disponible para un prolongado ayuno supervisado, y de los siete factores determinantes enumerados en el capítulo anterior. Si la meta es mejorarse lo antes posible, el ayuno absoluto es el primer ayuno (o la primera opción) que debe considerarse.

En un estudio denominado *La cura del ayuno*, el doctor J.H. Kellog trazó un paralelo entre un horno y el cuerpo humano durante un ayuno. Señaló que cuando no ingerimos nuestras comidas regulares, comenzamos a alimentarnos de nuestras reservas almacenadas, y de nuestros desechos corporales. Después de uno o dos días, ya no sentimos hambre. El cuerpo reconoce que no puede obtener comida, de modo que quema tejidos no esenciales para seguir funcionando. El cuerpo toma de sus recursos almacenados y utiliza cada partícula de grasa, de proteína de reserva, de los excesos de vitaminas y minerales, de los tejidos mórbidos o malsanos, y del exceso de fluidos. ¡También utiliza comida digerida sólo parcialmente![1]

El doctor Kellog sostuvo que el ácido úrico, un producto secundario sumamente tóxico del metabolismo de proteínas, forma cenizas humanas medio quemadas. Nuestro cuerpo puede consumir provechosamente sólo cuarenta y cinco gramos de proteínas por día. Una dieta que contenga más que esta cantidad, deja una acumulación de residuos de cenizas tóxicas de ácido úrico, que no pueden ser totalmente eliminadas por el cuerpo. Esos venenos se almacenan en lugares apartados del cuerpo, y originan estragos, en la forma de enfermedades agudas y crónicas.

En la dieta norteamericana normal la mayoría de las personas ingieren normalmente, no cuarenta y cinco gramos de proteínas por día, sino entre noventa y ciento cincuenta gramos. Los libros de salud y de nutrición que apoyan la dieta norteamericana advierten a la gente que deben consumir por lo menos entre noventa y ciento veinte gramos de proteínas por día, a fin de mantener su salud y su fuerza. Las dietas del ejército proporcionan la cantidad excesiva de ciento veinte a ciento cincuenta gramos diarios de proteínas. Sin embargo, el estudio científico revela que la modesta cantidad de cuarenta y cinco gramos de proteínas, es todo lo que el cuerpo debe consumir, a fin de evitar la acumulación de ceniza ácida.

Eso significa que la mayoría de nosotros consumimos de dos a tres veces la cantidad de proteínas que necesitamos. Ya que no podemos usar o eliminar todo el residuo ácido tóxico que proviene del metabolismo de las proteínas, esos residuos se acumulan en nuestro cuerpo como cenizas a medio quemar, como escorias que cuelgan en una caldera, hasta que el aire no puede atravesar la reja. Tenemos que remover las escorias o cenizas, si queremos obtener una combustión adecuada.

El doctor Kellog destacó un beneficio significativo del ayuno: nos libra de las escorias, es decir del ácido úrico o los desechos de proteínas del cuerpo. El ayuno elimina el residuo de ceniza ácida y elimina y neutraliza otros tejidos y depósitos de desechos. El cuerpo siempre usa los tejidos enfermos y los tejidos de reserva, antes de consumir los tejidos vitales y esenciales.

En un ayuno completo, nuestro cuerpo pierde finalmente sus tejidos malsanos. Cuando sólo quedan tejidos sanos, el hambre regresa. El ayuno ha terminado. El cuerpo se ha restaurado a un estado de salud. Esta es la única cura posible. Y sólo puede ser lograda por el cuerpo mismo.

Desaparecen los tumores

Hay una gran correlación entre una dieta rica en carnes y

otros productos de origen animal, y la incidencia del cáncer y de los tumores. El tratamiento médico normal para librarse de tumores es drástico: varía entre la cirugía, la quimioterapia y la radiación. La tasa de éxito es desalentadora, y el costo es exorbitante. Pero el achicamiento y desaparición de tumores, es simplemente un beneficio automático adicional entre las personas con tumores que ayunan. Y el costo diario de un retiro de ayuno, es diez veces más bajo que el costo total diario de un hospital.

Hace muchos años leí acerca de tumores que se disolvían durante un ayuno tomando sólo agua, en base a una explicación dada por el doctor John H. Tilden.[2] El doctor Tilden, el más experto higienista natural del mundo durante la primera mitad de este siglo, era también un firme cristiano. El libro más destacado del doctor Tilden, explica que la principal causa de toda enfermedad es la saturación tóxica en los fluidos y tejidos del cuerpo. Luego de haber oído que los tumores se disuelven durante un ayuno, he dado testimonio de esa verdad en muchas ocasiones. Estos son sólo cinco ejemplos que he observado.

En Lake Worth, Florida, durante el mes de julio de 1984, un matrimonio judío habló conmigo después del culto de la mañana. La señora Albin me dijo: "Efectué un ayuno de veinticuatro días, y disolví un tumor más grande que un pomelo." Este hermoso matrimonio no parecía tener más de sesenta y cinco años de edad, y gozaba de una salud magnífica. ¡La señora Albin tenía setenta y nueve años, y su esposo ochenta y cinco! Ella me dijo que se alimentan casi exclusivamente de frutas y verduras.

Mi amiga Hilda Warren fue intervenida quirúrgicamente por cáncer de mama y nódulo linfático en febrero de 1986. Encontró un médico que consintió en efectuar una operación de los nódulos, en lugar de una masectomía. Lamentablemente, el cirujano pasó por alto uno de los nódulos en su pecho derecho. Cuando descubrió este nódulo, la exhortaron a que se lo quitara de inmediato. Sin embargo, antes asistió a una de nuestras conferencias de diez días de oración y ayuno. Supervisé un ayuno parcial para ella, durante el cual comió frutas y verduras sin cocinar y jugos frescos tres veces por día. Luego de regresar al hogar, fue al médico para hacer los arreglos para una cirugía. ¡El tumor canceroso había desaparecido!

Doris Pakos, de Glendale, Arizona, editora de la revista *Sweetwater*, me escribió el 20 de marzo de 1985, después de haber ayunado durante una de nuestras conferencias. Este es su testimonio:

> Querida Lee:
> Al comienzo de la conferencia, usted nos prometió que ¡nunca volveríamos a ser los mismos! Así ha sido. Sabía cuando llegué a la conferencia que tenía tumores fibroides en el útero. Prácticamente, ya han desaparecido. Tengo que realizarme un ultrasonido para convencer a mi médico, de modo que esto ya es un hecho.
>
> Doris

En mi propio caso, los pólipos, o pequeños tumores en la nariz, me habían molestado por años. Éstos desaparecieron durante un ayuno de tres semanas. Durante ese ayuno igualmente desapareció una inflamación en mi rostro, que los médicos habían tratado de quitar con una aguja eléctrica cuando era adolescente.

Durante más de treinta años mi esposo tuvo una formación tumorosa en su espalda, que tenía el tamaño de una moneda. Un día, mientras Elmer se afeitaba frente al espejo, sin la camisa, descubrí que casi había desaparecido. El tumor había perdido su aspecto rojo oscuro y brillante, y se había achicado a la décima parte de su tamaño original. Había recuperado el tono normal de la piel. Sabíamos que eso había sucedido a causa de su mejor dieta y al programa de ayunos intermitentes.

Su cuerpo lo hace todo

Este capítulo sobre el ayuno terapéutico destaca un concepto: el ayuno en sí, no hace nada. *El cuerpo se cura a sí mismo.*

El ayuno simplemente provee las condiciones ideales para que el cuerpo se regenere, repare y rejuvenezca. De todos los ayunos detallados en un capítulo anterior, el ayuno absoluto brinda las condiciones más ideales para que el cuerpo se sane.

Al abstenerse de la comida y al tomar sólo agua, usted libera a su cuerpo de la digestión, y elimina una constante ingestión de alimentos. Nuestro cuerpo finalmente se pone a tono, responde al descanso y utiliza la energía para su curación y rejuvenecimiento.

El ayuno brinda las condiciones ideales para que el cuerpo se rejuvenezca, mientras la acumulación tóxica va disminuyendo diariamente. El descanso por sí solo, aun sin el ayuno, aumentará esta eliminación, pero en una medida mucho menor. Incluso el reducir la ingestión de alimentos aumenta la excreción. Las personas que han efectuado una dieta recuerdan cuántos kilogramos de agua perdieron durante los primeros días, simplemente evitando las comidas con sal, y reduciendo rigurosamente su ingestión de alimentos.

A fin de tener una idea de la cantidad de residuos tóxicos que su cuerpo elimina durante un ayuno, sugiero a los que ayunan tomar una muestra de orina al levantarse cada mañana. Colóquela en un pequeño frasco transparente, y permita que sedimente. Ponga el frasco en un lugar donde la luz pueda reflejarse a través del mismo. Utilice distintos recipientes cada día para poder efectuar comparaciones. A los pocos días, usted generalmente observará la formación de pequeños cristales en la orina. Observe la materia extraña que sedimenta en el fondo del frasco. Su cuerpo realiza una tremenda tarea de limpieza a nivel celular.

El efectuar un ayuno es la mejor manera para permitir que el cuerpo abandone completamente el alcohol, la nicotina, la cafeína, las drogas y las comidas tóxicas. Nuestro cuerpo se acostumbra a ciertos estimulantes que ingerimos, y cuando dejamos de tomarlos, ya se trate de drogas o de comida tóxica, el cuerpo a menudo responde con dolores o molestias. Eso es una buena señal: el cuerpo está eliminando toxinas. Esto también explica la queja común de estar desarrollando un dolor de cabeza cuando una persona deja de tomar su habitual taza de café por la mañana. Nuestro cuerpo ha comenzado a eliminar la venenosa cafeína.

Dios creó nuestro cuerpo para que se sanara de toda clase de enfermedades, hasta del resfriado común. Cuando la energía nerviosa se agota y los tejidos del cuerpo se saturan con desechos autogenerados y autoingeridos, el cuerpo efectúa un valiente esfuerzo por eliminar la acumulación. Ese valiente esfuerzo se denomina resfrío común. Las membranas mucosas a través del sistema son las avenidas finales de eliminación, y el sistema respiratorio es el más afectado.

Idealmente, la cura para el resfrío común permite al cuerpo autolimpiarse mediante un breve período de ayuno terapéutico. ¡Piense en el dinero que se ahorrará evitando los médicos y las cuentas de la farmacia! Una vez que una persona se vuelve a las prácticas sanas de vida con ayunos periódicos, los ataques anuales de gripe, resfríos comunes y ausencias por enfermedad al trabajo, se reducirán o eliminarán completamente. Esa es la garantía que brinda Dios por seguir sus leyes naturales de salud.

¡Nuestro cuerpo tiene más sentido común que nuestra mente educada! Si sólo escucháramos a nuestro cuerpo cuando no nos sentimos bien, nos gritaría: "¡Basta de comida!" Ese es un consejo muy sabio. Cuatrocientos años antes de Cristo, Hipócrates escribió: "Cuanto más alimente a un cuerpo enfermo, tanto peor lo pondrá." Edward Hooker Dewey, un médico del siglo veinte, coincide con esta afirmación. Él dice: "Quítele el alimento al estómago de una persona enferma, y habrá comenzado, no a matar de hambre al enfermo, sino a la enfermedad."

Como un instinto natural, dado por Dios, nuestro cuerpo no quiere alimento cuando está enfermo. ¿Por qué? El comer en realidad demora el proceso de curación. A veces las personas vomitan inmediatamente los alimentos porque el cuerpo se niega a digerirlos. Recuerdo en una ocasión haber probado un plato de sopa de crema de pollo. Tan pronto como la primera cucharada llegó a mi estómago expulsé la sopa por la boca como si hubiera sido disparada por un revólver. Mi cuerpo rechazó la sopa tan rápidamente que no alcancé a tomar la segunda cucharada. Aunque la sopa se había echado a perder en la lata, nunca me enfermé por eso. Si no la hubiera vomitado inmediatamente, con toda seguridad habría sufrido un ataque de botulismo o intoxicación por comida.

Ayunando para perder peso

El ayuno terapéutico es también el medio más rápido y más seguro para perder *inicialmente* esos kilogramos no deseados. Destaco la palabra inicialmente, porque la pérdida de peso es mayor durante los primeros días. Luego decae a una velocidad tan desalentadora que la persona lograría mejores resultados comiendo con criterio y practicando ejercicios.

En un caso documentado, Marie Davenport Vickers de Los Ángeles, California, practicó un ayuno absoluto de cuarenta y cuatro días. Ella informó que durante sus primeras tres semanas, perdió diez kilogramos. Durante las siguientes tres semanas sólo perdió un kilogramo.[3] El cuerpo humano puede efectuar algunas proezas sorprendentes de conservación de energía durante el ayuno. ¡Este ejemplo califica como un récord!

La gente a menudo interpreta mal el papel del ayuno en un programa de pérdida de peso. En un ayuno prolongado, el metabolismo del cuerpo se vuelve más lento. Cuanto más prolongado sea el ayuno, tanto más conservación de energía realiza el sistema humano. Cuando dejamos de ingerir comidas o alimentos líquidos, nuestro cuerpo automáticamente toma nota: "Llegó la época del hambre. Debo bajar la velocidad." Ese es uno de los motivos por el cual algunas personas pueden mantenerse por mucho tiempo sin comer. El cuerpo se conserva de un modo magnífico durante el ayuno.

Si desea bajar de peso, algunos días *iniciales* de ayuno lograrán la más espectacular pérdida de peso, con rapidez y seguridad. Los que hacen dieta se regocijan al ver la balanza bajar de kilogramo a kilogramo y medio por día a medida que su cuerpo elimina rápidamente la sal y el agua. También es un modo excelente para comenzar en su programa de pérdida de peso. El ayuno brinda tal pérdida momentánea de peso que uno se siente alentado a seguir bajando después del ayuno. Hay bendiciones en el ayuno para la pérdida de peso.

Pero la maldición también acompaña el ayuno para la pérdida de peso. Quiero advertirle que no use repetidamente el ayuno para controlar su peso. Cuanto más prolongamos la abstención de alimentos para nuestro cuerpo, tanto menos eficaz se vuelve el ayuno como medida de control de peso. El cuerpo se acostumbra a funcionar con menos comida, elevando sus defensas contra el hambre. Eso dificulta aún más la pérdida de peso. Después del ayuno, el cuerpo permanece con el metabolismo bajo, en el modo de conservación de energía. A menos que una persona intensifique su programa de ejercicios, y reduzca su consumo de calorías a menos de mil calorías diarias, ese metabolismo conservador habrá de sabotear una mayor pérdida de peso e incluso dificultará el mantenimiento del peso después del ayuno.

Eliminando los productos químicos y los remedios

El doctor Paul Bragg, especialista en longevidad, describe su propio ayuno de veintiún días, sólo con agua, en su libro *El milagro del ayuno*.[4] Durante el décimo día sintió agudos dolores de vejiga. La orina parecía como agua hirviendo. Entonces pidió un examen de orina en busca de productos químicos. El laboratorista encontró residuos de DDT y de otros pesticidas letales. Esto sucedió en la época en que el gobierno de los Estados Unidos permitía el uso del DDT para rociar las verduras y frutas. El DDT ahora está prohibido, pero aún se utilizan otros pesticidas y herbicidas letales.

El cuerpo almacena estos productos químicos dentro de sus tejidos. Los productos químicos incluyen no solamente los herbicidas y pesticidas inyectados a nuestro suministro de comida tóxica, sino también todas las drogas y medicinas recetadas que usted haya tomado a lo largo de su vida.

Las drogas del mundo farmacéutico son antinaturales, venenos antivitales que disminuyen su energía nerviosa y determinan el escenario para la enfermedad aguda y crónica. Deben ser expulsadas del organismo. Dicho sea de paso, no hay ningún procedimiento médico para expulsar los productos químicos del cuerpo. Los mismos quedan atrapados en el organismo por años. Con la ayuda del ayuno, puede lograrse su expulsión. El mundo médico no reconoce que las drogas son tan tóxicas, ni tampoco acepta la validez de que el cuerpo eliminará estas drogas durante el ayuno. Las esperanzas de librarse de las drogas con tratamientos médicos normales, son nulas.

Paul Bragg cree que se sanó de la tuberculosis por medio

del ayuno sistemático. Llegó a creer tanto en el ayuno que ayunaba un día por semana, y efectuaba ayunos más prolongados de diez días, cuatro veces por año. Luego de cinco años de ayuno sistemático, Bragg estaba disfrutando un tranquilo viaje en una canoa, cuando repentinamente se encorvó con calambres en el estómago, y rápidamente remó hasta la playa. Sus intestinos evacuaron y terminaron con una sensación pesada y fría en el recto. Un químico analizó su materia fecal y descubrió que Bragg había evacuado la tercera parte de una copa de mercurio, del remedio de calomel o cloruro de mercurio que su madre le había dado para la tos ferina en su niñez.[5]

Como usted ya sabe, cuanto más prolongado sea el ayuno, tanto más expulsa el cuerpo. Un ayuno solo no desintoxicará todo lo que su cuerpo haya almacenado durante muchos años, a menos que su ayuno sea el ayuno completo mencionado en un capítulo anterior. Varios ayunos cortos pueden producir resultados muy eficaces para usted.

Persevere durante su ayuno

A veces algunas personas resisten la idea de ayunar para recuperar la salud, porque suponen que su estado es demasiado complicado o demasiado severo. Una vez que una persona se educa en el ayuno, tales casos tienden a ser una excepción. Como lo comprueban las estadísticas, el porcentaje abrumador de personas ayudadas con el ayuno terapéutico excede grandemente cualquier otra clase de cuidado disponible. Combinado con la fe en Dios por medio de la oración y el ayuno, contamos con la fuente más poderosa de sanidad para nuestro cuerpo físico. Debemos educarnos, y luego perseverar.

A veces se presentan malestares durante un ayuno. Cuando las personas se quejan de dolor mientras ayunan en un instituto de ayunos, las alentamos diciendo alguna de estas frases:

"¡Póngase alegre! ¡Se está librando del veneno!"

"Algo bueno está sucediendo."

"¡Relájese! Su cuerpo ha emprendido una limpieza a fondo."

Cuando alguien emprende un ayuno para recibir la sanidad, lo exhortamos diciéndole: "No permita que decaiga su fe en el Señor cuando prevalezcan los síntomas de malestar. Debe perseverar. Su cuerpo siente dolor, pero este dolor no es el dolor de la enfermedad. Este es el dolor de la curación. El dolor es su amigo. Su cuerpo se está sanando como resultado de este ayuno. Mientras su cuerpo desmenuza y elimina las toxinas, quizás usted no se sienta tan bien."

Lógicamente, no todos experimentan dolor y malestar. Esos momentos desagradables normalmente son breves. Es el pequeño precio que debemos pagar para evitar el bisturí del cirujano, drogas peligrosas y costosas cuentas del hospital.

Resultados sorprendentes mediante el ayuno

Hipócrates, el padre de la medicina, vivió cuatrocientos años antes de Cristo. Ese sabio médico prescribía a menudo el ayuno para combatir la enfermedad. Debiéramos tomar en cuenta una de sus tantas citas acertadas: "Toda persona tiene un médico adentro. Sólo tenemos que ayudar a este médico en su trabajo." Practicando lo que creía, Hipócrates vivió hasta los noventa años de edad.

A través de los años he recopilado información sobre experiencias y experimentos de ayuno. Estos registros de rejuvenecimiento y curación mediante el ayuno muestran el poder milagroso del cuerpo para limpiarse y sanarse a sí mismo. Dios no omitió ningún detalle en su maravillosa obra maestra.

Según sus estadísticas, el personal del Sanatorio McEachen en Escondido, California, supervisó el ayuno de 715 personas, entre agosto de 1952 y marzo de 1958. La única limitación en la eficacia del tratamiento, fue que muchos pacientes no disponían de suficiente tiempo para ayunar, o para ayunar con la frecuencia necesaria para obtener los mejores resultados. El ayuno de estas 715 personas, arrojó los siguientes resultados:

294 casos mostraron una gran mejoría o una recuperación completa.
360 experimentaron una mejoría moderada.
61 no obtuvieron ninguna mejoría.

En otras palabras, un porcentaje abrumador del 88,4 por

ciento mejoró, o se recuperó totalmente. ¿Qué instituto médico contemporáneo podría presentar estadísticas como esta.[6]

El doctor William L. Esser, uno de los médicos líderes en higiene natural, tuvo un retiro en West Palm Beach, Florida. Informó haber supervisado el ayuno de 156 personas que se quejaban colectivamente de síntomas de treinta y una enfermedades diagnosticadas por médicos, incluso úlceras, tumores, tuberculosis, sinusitis, piorrea, mal de Parkinson, enfermedades del corazón, cáncer, insomnio, cálculos biliares, epilepsia, colitis, mal de los rastrojos, bronquitis, asma y artritis. El ayuno más breve de estos 156 pacientes duró cinco días, y el más prolongado, 55.

A pesar de que sólo el veinte por ciento de los pacientes permanecieron en su sanatorio para ayunar durante el período recomendado por el doctor Esser, los resultados fueron, sin embargo, totalmente sorprendentes, cuando los comparamos con los tratamientos médicos normales.

113 pacientes se recuperaron totalmente.

31 pacientes se recuperaron parcialmente.

12 pacientes no experimentaron ninguna mejoría.

¡El noventa y dos por ciento mejoró o se recuperó totalmente! ¿Se pregunta por qué tantas personas no comprenden los beneficios del ayuno? Muchos médicos y farmacéuticos tendrían que cerrar su consultorio, si este secreto se divulgara.

El psiquiatra doctor Allan Cott usó el ayuno como tratamiento para los esquizofrénicos, y publicó sus resultados en la revista *Applied Nutrition in Clinical Practice* (Nutrición aplicada a la práctica clínica).[7] El doctor Cott colocó a veintiocho pacientes en un ayuno absoluto en el Hospital de Gracie Square en Nueva York. Todos los pacientes habían sido diagnosticados como esquizofrénicos durante por lo menos cinco años, y no habían respondido al tratamiento normal. El doctor Cott informó un éxito notable en el sesenta por ciento de los casos.

El autor que informó sobre este experimento, y que también adoptó una actitud cautelosa con relación al ayuno, admitió que el ayuno ofrece grandes esperanzas a los enfermos mentales:

En la actualidad parece que el ayuno constituye el medio más *práctico* en los casos de esquizofrenia donde no han dado resultado otros tratamientos. Lógicamente, también es posible que futuras investigaciones demuestren que si utiliza el ayuno como tratamiento primario, y no como último recurso, se hallará que es sumamente útil.[8]

La Escuela de Salud del doctor Shelton, la más famosa institución de higiene natural del mundo que jamás haya existido, trató cuarenta mil pacientes entre 1928 y 1981. En el año 1964, el doctor Shelton publicó el libro más famoso sobre el ayuno terapéutico que jamás se haya vendido: *El ayuno puede salvar su vida*. Shelton, sin embargo, escribió sobre las ventajas del ayuno sólo desde el punto de vista científico. *El ayuno puede salvar su vida* es un libro de fácil lectura y de fácil comprensión, lleno de casos notables sobre el valor del ayuno terapéutico.

El libro del doctor Shelton asegura que el tratamiento de prácticamente toda enfermedad — aguda o crónica — responde con un éxito sorprendente a un ayuno debidamente supervisado. Algunas de las enfermedades tratadas detalladamente son el resfrío común, la esclerosis múltiple, el asma, la artritis, las úlceras, la jaqueca o migraña, el mal de los rastrojos, las enfermedades cardiovasculares, la obesidad, la colitis, la psoriasis, las eczemas, los tumores, los cálculos biliares, y otras enfermedades. Este libro alienta grandes esperanzas de que el ayuno terapéutico puede ayudar a su cuerpo a recuperarse sin drogas.

El ataque de amebiasis de Elmer

Cuando vivíamos en la zona del Canal de Panamá, Elmer experimentó una serie desacostumbrada de sucesos durante un ayuno de cinco días. Durante siete años había sufrido de amebas, que se habían instalado en su tracto intestinal. Las había adquirido durante muchos años de trabajo misionero en condiciones sanitarias deficientes. Durante siete años, cada cuatro o cinco días sufría un ciclo de diarrea. Sufría los mismos síntomas que afectan a muchas personas cuando viajan. Esto siempre lo dejaba débil y agotado.

Elmer se había sometido a muchos análisis en el Centro

Médico Stanford en Palo Alto, California, como también en el Hospital Gorgas en la Zona del Canal, donde hay especialistas en enfermedades tropicales. Había ido a muchos otros médicos y clínicas, y había probado todas sus recomendaciones. En una ocasión, le dieron hasta morfina para paralizar sus intestinos. Nada funcionaba. Los médicos le dieron la típica respuesta: "Tendrá que aprender a vivir con esto."

Durante la cuarta noche de un ayuno absoluto, efectuado por motivos espirituales, Elmer fue librado de este miserable ataque de las amebas. Su cuerpo sudaba tan profusamente que tuvimos que cambiar la ropa de cama. Profundos calambres lo hicieron correr al baño. No sabíamos mucho acerca del ayuno y nos preguntamos por qué después de no haber comido durante cuatro días tuviera un movimiento intestinal. Luego que los intestinos evacuaran, de inmediato Elmer se sintió mejor. Desde ese día, nunca tuvo otro ataque de amebiasis.

Los médicos que examinaron a Elmer en la Universidad de Stanford nos dijeron que las amebas ponen huevos que tienen un período de incubación de tres a cuatro días. Cada vez que nacían las amebas, su cuerpo trataba de expulsar a los irritantes parásitos, produciendo la diarrea.

Al escuchar las explicaciones de los médicos, llegamos a la conclusión que el ayuno había matado de hambre a las amebas. Con nada para alimentarse, y con los órganos excretorios acelerando su actividad durante el ayuno, las amebas ya no podían vivir en su cuerpo. El cuerpo de Elmer, mucho más desintoxicado y más cargado de energía nerviosa sanadora, ya no era un medio ambiente adecuado para los organismos que producen enfermedades. No sólo él había ayunado, ¡las amebas también!

Recupere su salud, y ¡manténgala!

El ayuno terapéutico es sumamente beneficioso para los que están enfermos y que quieren mejorarse sin drogas ni médicos. Sin embargo, también se debe considerar el ayuno terapéutico como una forma moderna de prevención de enfermedades y de mantenimiento de la salud. Para la persona enferma, el ayuno debe llegar a ser el medio preferido para restaurar la salud. Para la persona sana, el ayuno debe llegar a ser el medio preferido para asegurar la salud.

El efectuar un ayuno cuando se está seriamente enfermo, a menudo brinda resultados sorprendentes. Cuando una persona recurre al ayuno durante las primeras etapas de la enfermedad, los resultados se obtienen más fácilmente. Pero hay más sabiduría en la prevención de enfermedades y en el mantenimiento de la salud que en la curación de las enfermedades.

Le puede resultar difícil al principiante comprender que el ayuno puede brindar una ayuda tan valiosa para los que sufren una amplia gama de enfermedades. Sin embargo, en base a lo que hemos aprendido, no debiera sorprendernos en absoluto. De acuerdo con la teoría de la higiene natural, las toxinas causan todas las enfermedades. Debemos quitar esa causa y proveer las condiciones ideales para la salud. La experiencia nos muestra que el ayuno es la más poderosa de aquellas condiciones ideales para la restauración de la salud.

Quien no comprenda estas leyes fundamentales de la fisiología, puede encontrar difícil creer que una técnica terapéutica sencilla, económica y poco experimentada, ¡puede obrar virtuales milagros en la vida de prácticamente cualquier persona enferma que lucha por su vida! Mi aventura de vida o muerte, me brindó una experiencia personal irrefutable e informes documentados donde las personas se sanaron o mejoraron notablemente por medio del ayuno, en enfermedades tales como la colitis, el acné, la artritis, la gota, los dolores de cabeza, problemas hepáticos y renales, dientes con úlceras y sarampión.

Necesitamos comprender que estas no son enfermedades localizadas causadas por algún germen o virus que ataca. Estas manifestaciones locales reflejan una condición general a través del cuerpo causada por un factor: la toxemia. Si comprendemos esto, veremos que la ubicación del síntoma no hace ninguna diferencia. Al quitar la causa — que es la toxemia a través del organismo —, y al brindar las condiciones para la salud — que son el ayuno y las prácticas sanas de vida —, desaparecen los síntomas y se restaura la salud.

Muchos de los cuarenta mil pacientes del doctor Shelton

que ayunaron bajo su supervisión, habían sido abandonados como casos perdidos por sus propios médicos. A pesar de este hecho, un porcentaje sorprendentemente elevado de esos pacientes "incurables", experimentó una gran mejoría o recuperó completamente su salud en su Escuela de Salud. Como se informó en la revista *Therapeutic Fasting* (Ayuno terapéutico): "El porcentaje de recuperación ha sido sorprendentemente alto, superando al uso de cualquier otro medio terapéutico."[9]

No podemos vivir tanto como las primeras generaciones de la humanidad, a causa de nuestros estilos modernos de vida, contaminados y llenos de tensión. Pero podemos revisar nuestros hábitos de vida. Podemos mejorar la calidad de nuestra vida cotidiana y en última instancia prolongar nuestros años de vida, disfrutando de mejores niveles de salud, utilizando el ayuno como uno de nuestros hábitos corregidos de vida.

La vida no tiene por qué ser un juego de azar, vivida sólo por casualidad. Dios nos hace responsables por nuestro propio período de vida. No viviremos victoriosamente hasta que aprendamos y practiquemos las leyes de Dios, en vez de quebrantarlas. Debemos controlar las condiciones que amenazan con destruirnos, y revertirlas.

Vivir en ignorancia significa vivir en esclavitud. Pero las Escrituras nos enseñan que "la ley del sabio es manantial de vida para apartarse de los lazos de la muerte" (Proverbios 13:14). La sabiduría viene del conocimiento, y el conocimiento viene de buscar la verdad. La Biblia nos promete: "Buscad, y hallaréis" (Mateo 7:7).

Una vez que comprendamos y obedezcamos las leyes naturales de la salud, podremos experimentar verdaderamente la vida abundante que Jesucristo promete (véase Juan 10:10). La Biblia también nos dice que si ayunamos correctamente: "Entonces nacerá tu luz como el alba, y tu salvación (sanidad) se dejará ver pronto; e irá tu justicia delante de ti" (Isaías 58:8). ¡Mediante el ayuno y la oración podemos recuperar nuestra salud ¡y conservarla!

8

Ayunando para vivir más

El capítulo anterior señaló que el ayuno terapéutico produce una gran sanidad física. Cuando el cuerpo limpia sus fluidos y tejidos y elimina las toxinas, experimentamos una nueva vitalidad. Un aspecto más juvenil es un beneficio adicional del ayuno. El ser rejuvenecido por el ayuno contrasta con los intentos fútiles de beber en la fuente de la juventud.

A principios del siglo quince, Juan Ponce de León buscó la fuente de la juventud en la tierra que descubrió llamada Bimini, que luego denominó Florida. Desde entonces, los hombres y las mujeres han gastado fortunas buscando una cura para el envejecimiento.

En 1954, la finada doctora Ana Aslan, ganadora del Premio Nobel por su trabajo, y directora del Instituto Geriátrico de Bucarest, Rumania, informó sobre sus descubrimientos de un compuesto vitamínico que combate el envejecimiento en la *Revista de la Academia Rumana de Ciencias*. Nikita Kruschef, John F. Kennedy, los Gabor, y miles de otros, han volado a Rumania para recibir sus tratamientos contra el envejecimiento.

El 10 de febrero de 1986, el doctor Christian Barnard y biólogos del Instituto Schaefer de Suiza, comenzaron a comercializar un nuevo producto en quinientas cadenas de supermercados de los Estados Unidos. Lo denominaron Glycel, y lo alabaron como una crema contra el envejecimiento, que ayuda a la piel a regenerarse. Los dermatólogos siguen siendo escépticos, y sólo el tiempo determinará su éxito. Según una información publicada en el diario *USA Today*, los ingredientes clave del Glycel son un grupo de químicos denominados GSL, que es la abreviatura de glicoesfingolípidos, que se encuentran en la piel joven, pero que escasean en los ancianos. En años recientes, los dermatólogos han estado promocionando las virtudes de una sustancia llamada Retin-A, diseñada para dar a la piel un brillo juvenil, y para reducir sus pequeñas arrugas.

El centro termal de Tecopa Hot Springs, un pequeño pueblo desértico cerca de Death Valley, en California, es uno de los muchos centros de salud que se jacta de sus aguas minerales calientes, naturales y sanadoras. Cada año, miles de personas se sumergen en sus aguas supuestamente sanadoras y rejuvenecedoras. Ha habido, y todavía hay, pociones mágicas, como también aguas sanadoras e incontables otros métodos llamados rejuvenecedores, a los que recurren las masas en sus vanos intentos por restaurar su salud y recobrar su juventud. Lamentablemente, en general el éxito que logran es mínimo.

El ejercicio

Muchas personas descubren que lo mejor que hay después de la fuente de la juventud es un programa periódico de ejercicios vigorosos. Los estudios científicos demuestran que, sin lugar a dudas, el ejercicio constituye un hábito de vida rejuvenecedor. La industria de los ejercicios se promueve con sus bien fundadas pretensiones de longevidad, y se ha transformado en un negocio multimillonario en los Estados Unidos. Los clubes de salud están floreciendo, llenos de clases de estiramiento, gimnasia y gimnasia acuática, danza aeróbica con pesas y complicados aparatos suplementarios para ayudar al cuerpo a parecerse a *Mister* o *Miss* Universo.

Elmer y yo constatamos esa proliferación de los ejercicios en nuestra propia comunidad. No hace mucho, vivíamos en una zona turística sobre la playa. Cada vez que salía para mi caminata de diez kilómetros, ya sea que me levantara antes del amanecer, o que esperara hasta el atardecer, los caminantes, corredores, patinadores y ciclistas ya estaban en plena actividad.

A fines de la década de los años sesenta, cuando Elmer y yo vivíamos en Costa Rica, los transeúntes se burlaban de Elmer cuando corría por las calles porque no podían comprender por qué una persona habría de correr simplemente por correr. Finalmente decidió salir con nuestro perro Doberman. Nadie se burló de él. Ellos pensaban que era perfectamente lógico que sacara a su perro a hacer ejercicio. Pero los tiempos han cambiado. Hoy, los que visitan ese hermoso país centroamericano, pudieran ver calles enteras cerradas al tránsito para que los corredores puedan efectuar sus ejercicios libremente. Aun allí, ha llegado ese furor de los ejercicios.

La idea de recobrar la salud, la vitalidad y la juventud es, sin lugar a dudas, atractiva. A través de las edades, los hombres y mujeres han abrigado el deseo secreto, aunque falto de realismo, de la vida perdurable aquí sobre la tierra. Abundan los casos de búsquedas históricas de la fuente de la juventud, como también sus contrapartidas modernas. Sin embargo, sólo algunas de esas búsquedas son válidas. Todas ellas, sin excepción, se hallan en las prácticas sanas de vida detalladas en este libro.

Relación entre el pecado y el envejecimiento

El libro del Génesis implica que Dios creó originalmente nuestro cuerpo para que viviera para siempre. Perdimos esa capacidad a través de la desobediencia en el huerto de Edén. El mismo día que Adán y Eva comieron del árbol del conocimiento del bien y del mal, la pena de muerte produjo sus efectos. Adán y Eva y su descendencia, estaban destinados a morir algún día.

Una vez que la primera pareja pecó, Dios no quiso que Adán y Eva comieran del árbol de la vida. Si eso hubiera sucedido, ellos habrían sido condenados a vivir para siempre en su estado físico pecaminoso. Para evitarlo, Dios los echó del huerto de Edén (véase Génesis 3:22-24).

Aunque Dios sentenció a la raza humana a la muerte, desde ese momento en la historia, la gente vivió con buena salud y hasta edades que parecen sorprendentes. He aquí algunos ejemplos sorprendentes de longevidad:

Adán vivió 930 años, y tuvo un hijo a la edad de 130 (véase Génesis 5:3-5).

Matusalén, quien ostenta la más prolongada vida

registrada de 969 años, tuvo su primer hijo a la edad de 187 años (véase Génesis 5:25,27).

Noé tenía 500 años de edad cuando nació Sem (véase Génesis 5:32).

Desde Adán a Noé, el promedio de duración de la vida fue de 912 años. Sin embargo, ocho generaciones después de Noé, el promedio de duración de la vida se había reducido a unos 148 años, una pasmosa disminución de 802 años. Con el correr de ocho generaciones, la raza humana perdió casi el 85 por ciento de sus expectativas de vida.

A través de las edades, la muerte ha llenado de horror a la raza humana. (Este horror, lógicamente, es más pronunciado entre los incrédulos.) Como consecuencia, la gente busca frenéticamente la fuente de la juventud, o algún secreto parecido que prolongue la vida. Desde una perspectiva teológica, los cristianos saben por qué hemos de morir un día. Hemos pecado. La desobediencia con el tiempo acorta la vida de cada uno de nosotros.

¿Cuál es la promesa de Dios con relación a la duración de la vida humana? Muchos cristianos dicen que la respuesta a esta pregunta está en la declaración de Moisés:

> Los días de nuestra edad son setenta años; y si en los más robustos son ochenta años, con todo, su fortaleza es molestia y trabajo, porque pronto pasan, y volamos.
>
> Salmo 90:10

Están equivocados los que señalan ese versículo como prueba de nuestra duración limitada de la vida. Esos creyentes piensan que viviremos sólo setenta años o que, si gozamos de una salud excepcional, viviremos ochenta. Concluyen que si vivimos más allá de los setenta, estamos viviendo tiempo prestado (o tiempo de descuento).

No estoy de acuerdo con esa interpretación. Cuando Moisés escribió este salmo, los israelitas estaban viviendo bajo una maldición en el desierto (véase Números 14:29-37). Dios había acortado sus vidas, para que la vieja e incrédula generación muriera dentro de los cuarenta años. Esto hizo posible que ellos pudieran contar sus días (véase el Salmo 90:12). Esta referencia no puede definir el período de vida dispuesto por Dios para la gente de hoy. Dios nunca dijo: "Ustedes vivirán sólo setenta u ochenta años." Fuera de eso, Moisés mismo vivió hasta los ciento veinte. El fiel Caleb ni siquiera entró en la tierra prometida hasta que tuvo ochenta años.

Si ese versículo no fue escrito para los cristianos de hoy, entonces, ¿cuál es la proyección de Dios para nuestro período de vida? Nadie lo puede afirmar con seguridad, pero una cosa es cierta: Si no quebráramos las leyes naturales de Dios para la salud física, emocional, mental y espiritual, podríamos fácilmente vivir por mucho más tiempo y en mucho mejor estado. El violar las leyes de Dios produce el agotamiento, la toxemia y un mayor grado de enfermedad. La juventud y la longevidad se pierden finalmente por la enfermedad y la muerte.

Cómo envenenarnos

A través de la acumulación de toxinas nos envenenamos poco a poco todos los días. Nuestra autointoxicación causa la enfermedad y reduce la longevidad, o expectativa de vida. Consideremos los dos tipos de toxinas y las fuentes que las producen. Nuestro cuerpo crea *toxinas endógenas* como consecuencia de:

1. Desechos metabólicos: subproductos tóxicos que que se producen constantemente al nivel celular.
2. Restos gastados de las actividades celulares.
3. Células muertas.
4. Angustias y excesos emocionales y mentales.
5. Fatigas, dolores y excesos físicos.

Las *toxinas exógenas* que ingerimos son hechas por el hombre. Algunas de las fuentes de estas toxinas son:

1. Las comidas y bebidas no naturales.
2. Las comidas naturales desnaturalizadas por coc ción, refinación y preservación.
3. Las combinaciones inadecuadas de comida.
4. Las drogas médicas y farmacéuticas, y las hierbas medicinales.

5. El tabaco, el alcohol y las drogas recreativas.
6. Los contaminantes ambientales, comerciales e industriales.
7. El aire y el agua impuros.

Contaminamos nuestro aire, nuestra agua y nuestro medio ambiente. Los industriales de la comida contaminan nuestros alimentos, para que se conserven por más tiempo en los estantes.

Las toxinas pervierten nuestro apetito, alentándonos a comer más de lo que requiere el hambre natural. Los publicistas nos lavan el cerebro para que construyamos nuestras dietas alrededor de comidas sintéticas y comidas sin valor nutritivo A causa de nuestros hábitos sedentarios y de nuestro rechazo a realizar ejercicios desarrollamos enfermedades hipocinéticas. Llenamos nuestra mente de emociones mortales cuando enfrentamos las tensiones de la vida. Cuando Dios creó el huerto de Edén, ¡Él no quiso que sus hijos vivieran así!

Lo que dicen los especialistas en longevidad

A pesar del aumento en la expectativa de vida a través de los siglos, los expertos en longevidad ahora dicen que no ha variado la edad máxima alcanzada por algunas personas. Nuestra máxima expectativa de vida, determinada por nuestro reloj biológico, parece estar alrededor de los 115 a 120 años, siempre que cultivemos estilos sanos de vida.

Algunos investigadores están desafiando este hecho. La última teoría en este campo, ahora llamada prolongación de la vida, sostiene que algún día podremos prolongar la vida humana hasta los 140 años. Basan esta afirmación en su teoría de que pueden aprender a disminuir la velocidad biológica del envejecimiento.

Otros defensores de la prolongación de la vida, no sugieren que podamos vivir más años. Pero prevén una mejor calidad de vida, haciendo retroceder la edad a la cual aparecen por primera vez las manifestaciones del envejecimiento y las enfermedades crónicas. Para hacer retroceder el proceso de envejecimiento, debemos practicar eficientemente el mantenimiento de la salud.

Esta disciplina está todavía en sus etapas iniciales, y muchos científicos están en desacuerdo entre ellos mismos. Un experto predijo en una entrevista televisada las posibilidades para el mejoramiento de la longevidad, de esta manera:

> Puedo prever el envejecimiento sin enfermedades debilitantes hasta una edad de aproximadamente cien años, quizá ciento diez, pero no mucho más que eso. Aunque pudiésemos eliminar los asesinos crónicos, como el cáncer y las enfermedades cardiacas, sólo podríamos ganar unos veinte años. Si encontramos una manera de prolongar la vida, ésta se logrará, en mi opinión, a través de la disminución en la velocidad del proceso de envejecimiento.

Aunque la expectativa promedio de vida en los Estados Unidos es de setenta y cuatro años para los hombres, y de setenta y seis para las mujeres, muchos norteamericanos están viviendo hoy más allá del siglo. Nuestro país se jacta de tener unas treinta y dos mil personas que han superado los cien años de edad.

Los médicos aún dan citas que compiten con la fuente de la juventud. El doctor Friedenburg, un destacado médico de Nueva York, afirma optimísticamente: "Con un sistema endocrino perfectamente equilibrado, el hombre debiera poder vivir para siempre."[1] Otro médico reflexiona: "La estructura humana como máquina, es perfecta. No contiene dentro de sí ninguna señal por la que pudiéramos posiblemente predecir su decaimiento. Al parecer fue hecha para durar para siempre."[2]

Las teorías sobre el envejecimiento

¿Por qué las personas envejecen gradualmente, pierden su vigor muscular y se vuelven cada vez más susceptibles a las enfermedades que amenazan a la vida? Las teorías populares actuales sobre las causas del envejecimiento del cuerpo humano se pueden clasificar en una de las dos siguientes categorías amplias:

La *teoría del daño del envejecimiento* describe el daño casual de los agentes externos como un subproducto de nuestro propio metabolismo. Teóricamente, esta posición afirma que si pudiéramos eliminar esos daños casuales, o repararlos perfectamente, eso prolongaría la extensión y la calidad de la vida.

Un ejemplo de esta clase de daño es la unión intermolecular. Nos volvemos tensos con la edad de una manera parecida a una banda elástica que ya no se estira. Un agente (químico) de unión intermolecular toma dos moléculas separadas, o dos partes de una misma molécula, y las une. Esos agentes son amasados como subproductos del metabolismo normal. Son también el resultado de moléculas que penetran en el cuerpo en forma de toxinas exógenas, como las comidas y bebidas no naturales, las drogas medicinales y recreativas, y la contaminación.

Otro ejemplo de daño es un radical libre. La teoría afirma que las moléculas inestables con un electrón extra agresivo, buscan otras moléculas a las cuales puedan adherirse. Los radicales libres han sido comparados con grandes tiburones blancos en el mar bioquímico. Los investigadores han relacionado esos destructores radicales libres con el cáncer, la arteriosclerosis, la hipertensión, la enfermedad de Alzheimer y el SIDA.

La *teoría de la programación* explica el envejecimiento como una obsolescencia planificada genéticamente. Estos investigadores creen que tenemos el equivalente de relojes de envejecimiento preprogramados dentro de nuestro cuerpo. Echemos una mirada a las tres teorías de la programación en el tiempo:

La *teoría del reloj celular* dice que cada célula en el cuerpo tiene un reloj genético que funciona, por así decirlo, hasta que alcanza su límite. Algunos investigadores de la Universidad de la Florida han probado esa teoría. Desde la década de los años sesenta han observado que las células no se dividen para renovarse más de cincuenta veces. La teoría del reloj celular busca maneras para aumentar la cantidad de divisiones celulares posibles en la vida de cada célula.

La *teoría neuroendocrina* investiga la posibilidad de una hormona de muerte repentina que la glándula pituitaria libera como resultado de un desequilibrio hormonal que se desarrolla lentamente. Los defensores de esta teoría, están intrigados por el hecho de que las glándulas endocrinas (tales como la tiroides, el páncreas, la pituitaria y los testes) tienden a achicarse con la edad y causan declinaciones en la secreción de hormonas, que están relacionadas con la edad. Por ejemplo, las mujeres tienen una disminución aguda en la secreción de estrógeno durante la menopausia. Estos cambios hormonales pueden estar programados en el cerebro. La teoría neuroendocrina sostiene que tenemos un reloj en el cerebro y otro en cada célula, que controlan el proceso de envejecimiento, y estos investigadores están buscando nuevos maneras para reprogramar estos relojes.

La *teoría del sistema inmunológico* observa que, a medida que envejecemos, el sistema inmunológico funciona con menor eficacia, y falla en protegernos de la autointoxicación y de las bacterias y virus que nos atacan. Esta teoría busca prolongar la vida, hallando maneras de fortalecer el sistema inmunológico.

La prolongación de la vida y la sangre

Algunos investigadores están tratando de explicar el envejecimiento mediante una combinación de las teorías anteriores. Me resulta interesante que la mayoría de estas teorías dependen de la circulación de la sangre. Aunque no soy experta en la investigación del envejecimiento, sé que la Biblia declara que "la vida de la carne en la sangre está" (Levítico 17:11). Aunque esta información estuvo disponible en la Biblia por miles de años, Harvey no descubrió que la sangre circula por las arterias y las venas hasta el año 1618.

El sistema cardiovascular, un vasto sistema de transporte a través del cuerpo, tiene muchas funciones. Sin embargo, su función primordial es transportar gases y partículas minúsculas a través de casi 160.000 kilómetros de conductos a todas las partes del cuerpo: llevando nutrición a las células y retirando sus desechos para que puedan vivir, excretar, reparar, multiplicarse y medrar.

Los antiguos griegos creían y enseñaban en sus escuelas de medicina que las arterias eran simples conductos de aire. Llegaron a esa conclusión por haber encontrado las arterias siempre vacías cuando examinaban el cadáver humano. Las arterias fueron así denominadas *artere*, en base a la palabra "aire". Esas enseñanzas griegas se mantuvieron indiscutidas como la verdad empírica a través de los siglos, hasta que el doctor Harvey anunció sus descubrimientos.

Los médicos se burlaron del descubrimiento de Harvey de que la sangre circulaba a través del sistema arterial y venoso. El historiador Wilder Hume escribió: "Ningún médico de Europa que hubiera alcanzado la edad de cuarenta años adoptó, ni siquiera hacia el fin de su vida, la doctrina de Harvey sobre la circulación de la sangre."[3] El doctor William H. Hay informó que los compañeros de Harvey lo ridiculizaron al principio; pero cuando fueron incapaces de refutar su declaración, se llenaron de ira. Organizaron un sistema de persecución contra él, hasta que quebrantaron su corazón.[4] Aunque la circulación de la sangre es hoy un hecho científico indiscutido, pocas veces se tiene en cuenta que la pureza del torrente sanguíneo pudiera ser la llave a la juventud y a la longevidad.

Si es verdad que nuestro cuerpo pudiera existir para siempre, o que la vida humana pudiera ser grandemente prolongada más allá del promedio de setenta y cinco años de vida, entonces ¿por qué envejecemos y finalmente morimos? El renombrado científico Mitchnikoff declaró: "El deterioro de la estructura del cuerpo y el envejecimiento se deben a sustancias venenosas en la sangre."[5] El doctor James Empringham, quien vivió a principios de este siglo, creía que todas las criaturas se envenenan automáticamente. Enseñó que los productos tóxicos en la sangre producían los cambios seniles que hoy denominamos envejecimiento.

Si es correcta la teoría sostenida por los higienistas, de que la toxemia causa las enfermedades, como coincidimos Mitchnikoff, Empringham y yo, entonces la misma sangre que nos da la vida, también puede transportar la enfermedad. La enfermedad y la muerte prematura suceden sólo porque nuestros hábitos de vida equivocados han contaminado el flujo sanguíneo más allá de su punto de tolerancia. Nuestros desechos metabólicos y las toxinas ingeridas se acumulan en la sangre. Como consecuencia, irritamos, inflamamos y envenenamos nuestras delicadas células. La sobrecarga continua sólo puede conducir a la enfermedad degenerativa, al envejecimiento prematuro y a la muerte.

Nuestro cuerpo ha sido maravillosamente diseñado. Millones y millones de glóbulos rojos fluyen por el torrente sanguíneo. Cuando nuestra energía nerviosa se mina y se establece la toxemia, la enfermedad está cerca. A menudo experimentamos una circulación estancada y sangre débil. ¿Cómo podemos mejorar la calidad de la sangre y acelerar la circulación? Esas funciones son provistas dentro del cuerpo y son realizadas por el cuerpo. Sólo el cuerpo puede hacer la sangre y mantenerla pura. Aún el químico más sabio, no puede fabricar una gota.

Del mismo modo, sólo el cuerpo puede recargar su energía nerviosa, para que tenga el poder para purificar los fluidos y los tejidos del cuerpo. La autocuración es, entonces, la única cura posible. Todo cambio de hábitos de vida que permita condiciones para el descanso y el ayuno, seguido por una alimentación adecuada, ejercicios, baños de sol, equilibrio emocional, bienestar espiritual, y todos los demás elementos básicos de la salud, contribuirán al proceso reparador.

David escribió en alabanza a Dios y a la fabulosa obra de sus manos, cuando cantó: "Porque tú formaste mis entrañas; tú me hiciste en el vientre de mi madre. Te alabaré; porque formidables, maravillosas son tus obras; estoy maravillado, y mi alma lo sabe muy bien" (Salmo 139:13,14).

¿Yacerá el secreto de la larga vida en mantener a la sangre y a los fluidos corporales puros y libres de materiales tóxicos? El físico y biólogo francés Alexis Carrel del Instituto Rockefeller descubrió el método del trasplante de órganos. En base a sus estudios, declaró formalmente:

> La célula es inmortal. Es sencillamente el fluido en que flota el que degenera. Renueve este fluido a intervalos adecuados, brinde a la célula la nutrición que necesita para alimentarse y, en cuanto sabemos, el latido de la vida pudiera seguir para siempre.[6]

El doctor Carrel experimentó la conservación de tejidos y órganos separados del cuerpo, pero con vida, bajo diversas condiciones de laboratorio. Confirmó su declaración sobre la inmortalidad de la célula mediante un experimento en el que mantuvo vivo un corazón de gallina durante veintiocho años. Ya que la duración de la vida de una gallina es de sólo ocho a diez años, la historia del doctor Carrel es muy notable.

El doctor Carrel señaló la razón de la longevidad de este corazón de gallina. Mientras los nutrientes que alimentaran el corazón fueran puros y los constantemente producidos desechos metabólicos de eliminación fueran quitados para que las células nunca se obstruyeran, el corazón podría vivir en excelente estado. Además, llegó a la conclusión de que el corazón moriría sólo si los desechos se acumularan hasta alcanzar niveles tóxicos. El corazón murió, pero sólo porque el doctor Carrel decidió terminar con su prolongado cuidado del corazón de gallina, para dedicar su atención a otra cosa.

Los hallazgos del doctor Carrel sugieren que la vejez se produce a causa de cantidades minúsculas de sustancias venenosas en la sangre. El cuerpo renueva y reemplaza la sangre continuamente. De haberse brindado las condiciones ideales de salud, ¿hubiera vivido el corazón de gallina para siempre?

Otro experimento de longevidad

El hijo de Julian Huxley aisló un gusano, cuyo ciclo normal de vida es de tres meses. Lo alimentó alternadamente con cantidades restringidas de comida, seguidos por períodos de ayuno. ¡El gusano aún estaba vivo y vigoroso después que diecinueve generaciones de sus descendientes habían nacido, vivido su ciclo normal de vida y muerto! El doctor Huxley llegó a la conclusión de que la alimentación pesada obstruye los canales de la vida y apresura la muerte, mientras que el ayuno le permite al cuerpo rejuvenecerse mediante la autopurificación.[7]

Extrapole los resultados del experimento de Huxley y aplíquelos a la raza humana. Si una persona que normalmente moriría a los cincuenta años pudiera del mismo modo extender su vida diecinueve veces, viviría 950 años. Esta fue la edad hasta la cual vivió Noé (véase Génesis 9:29). ¡Quizás esas edades tan notables hasta las cuales vivió la gente en los primeros días de la Biblia, ¡no sean tan exageradas, después de todo!

Examinemos otro caso. Los doctores Carlson y Knude, del departamento de fisiología de la Universidad de Chicago, colocaron a un hombre de cuarenta años en un ayuno de catorce días. Al final del ayuno, examinaron sus tejidos y declararon que tenía una condición fisiológica similar a los de un joven de diecisiete años.

El doctor Knude declaró: "Es evidente que donde el peso inicial se redujo en un cuarenta y cinco por ciento, que se recuperó posteriormente por una dieta normal, casi la mitad del cuerpo restaurado está hecho de protoplasma nuevo. En esto, hay un rejuvenecimiento."[8]

El doctor Herbert M. Shelton, autor de *El ayuno puede salvar su vida*, concuerda en absoluto. Y escribe:

El ayuno puede producir un virtual "renacimiento", una revitalización del organismo. Mientras progresa el ayuno, cada una de las células del cuerpo pasa por un proceso de refinamiento, y se quita del protoplasma de las células las sustancias extrañas almacenadas, de modo que las células se vuelven más jóvenes y funcionan más eficientemente.

Cualquier persona experimentada en el ayuno, ha visto muchos casos de rejuvenecimiento físico logrado mediante el ayuno. Las mejorías mentales a menudo se comparan con las mejorías físicas. La ocasional restauración de la audición en oídos que han estado sordos por años; una mejor visión, descartando anteojos que se han usado durante años; una mayor agudeza de los sentidos del gusto y del olfato; la restauración de la habilidad para percibir sabores delicados; la recuperación del tacto en casos de parálisis sensorial; un mayor vigor; mayores poderes mentales; pérdida de peso; un vigor funcional mucho mayor, con mejor digestión y mejor acción intestinal; ojos claros y brillantes; limpieza del rostro con la restauración de una lozanía juvenil; desaparición de algunas de las líneas más delgadas del rostro; una menor presión sanguínea; un mejor funcionamiento del corazón; reducción del agrandamiento de próstata; rejuvenecimiento sexual; estas y muchas otras evidencias de rejuvenecimiento las han visto las personas con una amplia experiencia en ayuno.[9]

Los efectos restauradores y rejuvenecedores de un ayuno normalmente afectan los cinco sentidos de quien ayuna. La vista, el olfato, la audición, el gusto y el tacto muestran una marcada sensibilidad. Eso, lógicamente, constituye una delicia después del ayuno, ya que todos los sentidos se fortalecen y el disfrute es mayor.

El sentido del olfato mejora tanto que quienes ayunan me dicen que descubren que sienten náuseas por malos olores que apenas percibían antes. Una señora me escribió diciendo que su amiga había decidido efectuar un breve ayuno. Esa amiga no había podido oler nada por años. Luego de apenas cuatro días, fue capaz de oler nuevamente. Pero este proceso también se revierte. Después que la amiga regresó a sus pobres hábitos de comida, su sentido del olfato se fue deteriorando, hasta que lo perdió completamente.

El permitir que el cuerpo efectúe una limpieza de la casa durante un ayuno, podría ser promovido como lo más próximo a una panacea de la salud que hay en el mercado. Permítame describirle algunos de los cambios físicos que un ayuno puede causar en un cuerpo enfermo.

El color y aspecto del rostro a veces se limpia hermosamente con un ayuno, y los difíciles problemas del acné, a menudo disminuyen o desaparecen. Las líneas y arrugas se ablandan o desaparecen; los lunares, las manchas y los granos o barritos se notan menos o desaparecen. El tono general de la piel se vuelve más juvenil, con un mejor color y textura. La parte blanca de los ojos se vuelve tan blanca que chispea. Los ojos adquieren una característica tan brillante y clara que la gente a menudo comenta lo bien que se le ve. Uno simplemente parece más joven después de un ayuno.

Mahatma Gandi fue conocido por sus muchos ayunos. El 18 de mayo de 1933 los médicos lo examinaron durante el décimo día de uno de sus ayunos. Su médico se maravilló de que a pesar de su edad de setenta y cuatro años estaba tan sano como una persona de cuarenta.

La comunidad científica ahora está aceptando la regeneración física como un hecho científico. Los efectos rejuvenecedores de una dieta sana y conservadora y un programa de ayunos alternados, puede hacer regresar la fuente de la juventud a nuestro cuerpo.

Lamentablemente, muchos de nosotros aún comemos como lo hacían los colonos, que trabajaban duro desde el amanecer hasta la noche, y que necesitaban comidas substanciosas para manejar la intensa actividad física. Aunque el nivel de nuestra actividad física ya no requiere una gran ingestión de alimentos, comemos como los pioneros. Esto causa el enervamiento y la toxemia, y nos lleva a los estados de enfermedad.

El ayuno es el medio provisto por Dios para brindar las condiciones ideales que permitan al cuerpo purificar su sangre, sus células, sus tejidos y sus órganos. Al liberar al cuerpo de la ingestión, de la masticación, de la deglución, de la digestión, del metabolismo y de la eliminación de los nutrientes, la sangre puede realizar una limpieza a fondo de sí misma.

Al negarle comida al cuerpo y descansar al mismo tiempo, restauramos la energía nerviosa que el cuerpo necesita para eliminar la sobrecarga tóxica a nivel celular. Este es el verdadero proceso de la autopurificación. Es también el único modo — el modo provisto por Dios — para alcanzar la longevidad y beber de la fuente de la juventud.

9

¿Comemos para vivir
o vivimos para comer?

¿Qué preocupa más a la mayoría de los norteamericanos? Si pensó inmediatamente en el sexo, se equivocó. Al ser entrevistado por una revista popular, el actor Jack Lennon señaló que podemos ver el sexo desplegado en las revistas, en los diarios, en la televisión, en la radio, y en los carteles murales. Pero la primera prioridad en la mente de los norteamericanos no es el sexo. Es la comida.

Pensamos en la comida constantemente. Formamos nuestra vida social alrededor de la comida. Muchos hombres de negocios han descubierto que las ventas aumentan maravillosamente cuando se coloca comida frente a los clientes. Apenas terminamos una comida, y ya estamos planificando la próxima. Rara vez nos encontramos con los amigos sólo para estar juntos; generalmente nos reunimos alrededor de la comida. Casi sin excepción, formamos nuestra vida social alrededor de la comida. O agregamos un refresco, un refrigerio, o "un bocado para comer" a la agenda social. El centro de nuestra relación no es la comida, es una bebida. Enviamos las invitaciones acostumbradas: "¿Por qué no nos reunimos para tomar un café?" o "Tomemos un trago."

Un humorista del siglo pasado se burló diciendo: "Los ejércitos avanzan sobre sus panzas." Nosotros también. Un experto en comida comentó que el problema entre el pueblo y el gobierno es un problema económico, y que la alimentación ocupa el primer lugar en la lista.

Cuando el vientre
se convierte en nuestro dios

El controlar nuestra vida sexual resulta más fácil que limitar nuestra ingestión de comida. El hábito de comer sin control penetra inadvertidamente en nuestra vida. Comemos bocados. Decidimos tomar el café negro (o con edulcorante artificial). Sin pensarlo, nos servimos un buñuelo o un trozo de torta para acompañar al café. El impulso de comer por costumbre, no por sentir hambre, penetra en nuestra mente de las maneras más sutiles.

Sin lugar a dudas, el comer es algo que se disfruta; el acto de comer satisface más necesidades que el hambre. Por ejemplo, nuestra mamá nos alimentaba cuando llorábamos. Nos recompensaba con un caramelo cuando nos portábamos bien. Cuando nos honraban por algo, preparaba una torta. En los años posteriores, aprendimos a malcriarnos, mimándonos con nuestra comida favorita, cada vez que sentimos que la merecíamos.

¿Se puede imaginar una organización entregando premios sin un banquete? ¿Se puede imaginar una iglesia que no tenga una reunión social que gire alrededor de la comida, y mucha comida? ¿Cuántos grupos de la iglesia, tales como la sociedad misionera, se reúnen regularmente, sin servir refrescos?

Cuando nuestra ropa nos queda demasiado ajustada, y cuando debemos aflojar nuestros cinturones, sabemos que tenemos que hacer algo acerca de nuestro exceso de peso. Pero con demasiada frecuencia nos disculpamos. Mientras disfrutamos esas calorías extras, decimos bromeando a quien nos observa: "Voy a tener que correr dos veces alrededor de la manzana para compensarlo." (En realidad, correr kilómetro y medio sólo quema noventa calorías. ¡Tendríamos que correr quince kilómetros para compensar algunos de los postres dulces que comemos!)

Nuestra obsesión por la comida es lo bastante mala desde una perspectiva nutritiva. Pero para los cristianos, la indulgencia excesiva significa más que exceso de calorías, vientres fláccidos y caderas excesivas. Es pecado, un pecado sutil, pero pecado al fin. Nuestra falta de dominio propio daña el templo santo de Dios: nuestro cuerpo (véase 1 Corintios 3:16,17; 6:19,20; 10:31.)

Si somos sinceros, la mayoría de nosotros ha de admitir que la comida es una fuerza controladora en nuestra vida, un pequeño dios que detenta un poder tremendo. Ya no comemos para vivir, sino que en realidad vivimos para comer. Si nos queda alguna duda, sólo tenemos que considerar nuestro mundo. Más de la mitad de los habitantes de los Estados Unidos hoy son obesos, o casi obesos.[1] Según el Departamento de Salud Pública de los Estados Unidos, más de ochenta millones de norteamericanos tienen un sobrepeso superior al veinte por ciento, y tanto como el setenta y cinco por ciento de los norteamericanos adultos, pesa por lo menos cuatro kilogramos y medio de más.[2]

Barry Tarshis, autor del libro *El norteamericano promedio*, estima que la cantidad de esos norteamericanos obesos varía entre un veinticinco a un cuarenta por ciento de la población, con una mayor incidencia entre las mujeres y entre las personas de ingresos bajos.[3] Los resultados de una encuesta realizada en 1985 por la revista *Better Homes and Gardens* (Mejores casas y jardines) indican que el 65,5 por ciento de todos los norteamericanos comenzaron una dieta ese año. La misma encuesta indica que el setenta por ciento de las personas piensan que deben perder por lo menos dos kilogramos de peso.

No sólo hemos permitido que nuestro vientre sea nuestro dios, sino que nos estamos matando con "la buena vida". El hecho de que algunas personas no sean obesas no significa que no sean culpables de una indulgencia excesiva. Una persona no necesita estar obesa para intoxicarse. Las personas de peso normal, o hasta inferior al normal, son tan susceptibles al enervamiento y a la toxemia, como las personas obesas.

Los norteamericanos creen que deben comer tres comidas completas por día. Para muchos, estas tres comidas se han convertido en una sola, que comienza por la mañana y termina a la hora de acostarse. Obligamos a nuestro aparato digestivo a amasar, trabajando constantemente en exceso, y agobiándolo hasta llegar casi al agotamiento. Hemos aprendido que el agotamiento conduce al enervamiento y a la toxemia, que prepara el escenario para descender a la enfermedad.

En su libro *Póngase en forma*, el doctor Quein Hyder nos advierte de los riesgos a la salud que presenta la obesidad:

> La obesidad es la señal más común de ineptitud física en los Estados Unidos. Es el resultado natural de la combinación de la glotonería y de la inactividad física, y es más común en la etapa media de la vida. Constituye un sombrío profeta de serias enfermedades por venir. Aunque el estar obeso por sí solo no es potencialmente fatal, este estado se relaciona con una variedad de condiciones médicas que sí acortan la vida. Por ejemplo, es casi siempre un común denominador en la mayoría de las enfermedades del corazón, en la elevada presión arterial, en la arteriosclerosis, en la diabetes, en las enfermedades de la vesícula, y en las deficiencias en la respiración. La obesidad puede ser consecuencia de ciertos desórdenes del metabolismo, de las glándulas endocrinas, o del sistema nervioso central, pero estos casos son muy raros.[4]

A pesar de las estadísticas que revelan que los norteamericanos están viviendo más que antes, ¡no se deje engañar! Las estadísticas del gobierno promedian todos los nacimientos y todas las muertes. Una disminución significativa en la mortalidad infantil, ha aumentado el ciclo de la expectativa de vida. Pero la gente no está viviendo más ahora, que hace doscientos años.

Los ministros del evangelio, los obreros laicos y los creyentes de todo estilo de vida, están envejeciendo prematuramente, sufriendo enfermedades inútilmente, y falleciendo antes de tiempo. A menudo nos consolamos y decimos: "El Señor se lo llevó." Pero no fue necesariamente Dios quien nos quitó nuestros seres amados. Estas personas ayudaron a plantar las semillas de la toxemia, que causó la fatal degeneración de sus tejidos. Ya sea que se dieran cuenta o no, su estilo de vida causó su muerte prematura.

La Biblia también dice: "Mi pueblo fue destruido, porque le faltó conocimiento" (Oseas 4:6). Después de haber leído este libro, ya no carecerá del conocimiento necesario para vivir una vida prolongada, saludable y satisfactoria. Aún con este conocimiento, a muchos les resultará difícil cambiar. La adicción no muere fácilmente. Piense en los fumadores de cigarrillos, que saben que su hábito es la primera causa de cáncer pulmonar, pero que continúan fumando. El cambiar nuestros hábitos de comida también puede ser un desafío. Pero una vez que cambiamos, añadimos años a nuestra vida.

Cuando continuamos con nuestros hábitos de alimentación, sufrimos de una hueste de enfermedades causadas por la comida. La misma obesidad, desarrollada a partir de una dieta constante de demasiada comida, y de baja calidad, agrava y precipita virtualmente toda otra enfermedad conocida. Incluso si una persona no se vuelve obesa, el comer constantemente de acuerdo con la dieta norteamericana normal inevitablemente produce enfermedades.

Hasta que comprendamos los riesgos para la salud de la dieta norteamericana normal, seguiremos siendo ignorantes. Deje de negar que sus hábitos equivocados de comida están causando sus enfermedades, y disfrute de las bendiciones de las comidas naturales de Dios. Asuma la responsabilidad por su propio bienestar físico, y transfórmese en un ejemplo vivo de salud en el Señor.

La indulgencia excesiva es uno de los más serios pecados de los norteamericanos contemporáneos, ya sea que tenga lugar en la forma de "tratar de estar a la altura del vecino", o de estar tratando de satisfacer físicamente toda ansiedad carnal. Los norteamericanos tienen tanto los "deseos de los ojos", como los "deseos de la carne"; lamentablemente, lo tienen todo. Nuestro estilo de vida hace que las palabras de Pablo cobren valor hoy: "El fin de los cuales será perdición, cuyo dios es el vientre, y cuya gloria es su vergüenza; que sólo piensan en lo terrenal" (Filipenses 3:19).

Por otra parte, Jesús nos enseñó a seguirlo a Él, antes que a nuestros propios deseos carnales: "No os afanéis por vuestra vida, qué habéis de comer o qué habéis de beber; ni por vuestro cuerpo, qué habéis de vestir. ¿No es la vida más que el alimento, y el cuerpo más que el vestido?" (Mateo 6:25).

Nuestra caída original

¿Recuerda el primer pecado de la humanidad? Satanás engañó a Adán y a Eva para que comieran del fruto prohibido: "Entonces la serpiente dijo a la mujer: No moriréis; sino que sabe Dios que el día que comáis de él, serán abiertos vuestros ojos, y seréis como Dios, sabiendo el bien y el mal" (Génesis 3:4,5).

¡Satanás los tentó con comida! Desde el principio, Satanás comenzó a atacar nuestro punto más vulnerable. "Y vio la mujer que el árbol era bueno para comer, y que era agradable a los ojos, y árbol codiciable para alcanzar la sabiduría; y tomó de su fruto, y comió; y dio también a su marido, el cual comió así como ella" (Génesis 3:6).

Considere los pasos a la tentación. No son distintos de la manera en que el poder de la comida actúa hoy:

1. La comida parecía deliciosa.
2. Satanás engañó a Adán y a Eva, para que desearan la comida más allá de su sano juicio.
3. Una vez que racionalizaron su acción, gustaron de la comida prohibida, y sufrieron consecuencias mortales.

Habiendo tenido éxito en el huerto de Edén, Satanás ha usado la comida a través de la historia del pueblo de Dios para traerlo a la ruina y a la destrucción. La Biblia registra varios ejemplos de ansiedad carnal y los resultados desastrosos que trajo el no controlarla.

Cuando Esaú regresó al hogar agotado después de una cacería, miró el potaje de guiso que su hermano Jacob estaba cocinando, y pidió un poco. Sabiendo cuánto le gustaba comer a su hermano, Jacob persuadió a Esaú que le vendiera su primogenitura por un plato de guiso. Esaú respondió a Jacob con un voto para vender su más precioso tesoro terrenal, sus derechos de herencia como hijo primogénito. En aquellos días, el hijo primogénito recibía una doble porción de la herencia y las más ricas bendiciones (véase Génesis 25:29-34).

La historia del pueblo judío vagando en el desierto, es también la historia de un pueblo arruinado por su apetito por la comida. El pueblo ansiaba volver a Egipto, donde tenía una dieta rica en carne, cebollas, puerros y ajos. Cuando Dios hizo llover codornices para satisfacer sus deseos, ellos se excedieron. Muchos murieron por su glotonería.

Dios a menudo describió la tierra prometida a los israelitas en términos de comida: "Tierra de trigo y cebada, de vides, higueras y granados; tierra de olivos, de aceite y de miel; tierra en la cual no comerás el pan con escasez, ni te faltará nada en ella" (Deuteronomio 8:8-9).

En la tentación de Cristo en el desierto, Satanás dijo: "Di que estas piedras se conviertan en pan" (Mateo 4:3).

La comida siempre ha jugado un papel poderoso en nuestra vida. La vida de muchos ha llegado a ser inmanejable y ruinosa por culpa de su adicción a la comida. Al reconocer esto como un serio problema de salud, la asociación psiquiátrica de los Estados Unidos ha denominado esta adicción antinatural y destructiva a la comida como "comer compulsivamente en exceso" y "bulimia". Las Escrituras la denominan simplemente "glotonería".

Los síndromes del que come con exceso

Casi todos nosotros hemos comido con exceso en algún momento de nuestra vida. ¿Por qué comemos con exceso? Estas son algunas de las causas:

1. *El síndrome del plato limpio*: Muchos de nosotros crecimos comiendo todo lo que había en nuestros platos, porque nuestros padres nos recordaban de los africanos o los chinos que se morían de hambre.

2. *El síndrome del aburrimiento*: Cuando no tenemos otra cosa que hacer, abrimos el refrigerador, o nos vamos al restaurante de comida rápida más cercano, para salir de la inactividad.

3. *El síndrome de la alimentación continua*: Ya que la

comida siempre parece estar a nuestro alcance, tenemos la tendencia de comer de todo, a toda hora.

4. *El síndrome de la inconsciencia*: Casi no tenemos conciencia de lo que comemos, ni de la cantidad, ni de la frecuencia. Ni siquiera sabemos cuando estamos llenos, y seguimos comiendo hasta que nos detiene el dolor abdominal.

5. *El síndrome de echarle la culpa a los demás*: Tenemos mil excusas para culpar a los demás por lo que estamos comiendo. Siempre podemos decir: "Si usted no fuera tan buena cocinera . . ." o "Si no me lo hubiera puesto frente a mí . . ." o "Si usted no me hubiera ofrecido el chocolate . . ."

6. *El síndrome de echarle la culpa a la mala suerte*: También tenemos mil excusas para echarle la culpa a la mala suerte por lo que estamos comiendo. Siempre podemos decir: "Si sólo tuviera suficiente amor y dinero, y una buena figura." O podemos decir: "Si hubiera conseguido esa entrevista, ese trabajo, o ese ascenso . . ."

Esa lista de síndromes pudiera llenar un libro completo. Los trastornos alimentarios están destruyendo la vida de las personas, físicamente, emocionalmente, mentalmente y espiritualmente. La asociación médica de los Estados Unidos ahora reconoce los trastornos alimentarios como una enfermedad, tal como el alcoholismo.

Cómo nos envenenamos

El norteamericano promedio ingiere anualmente entre 1,3 y 2,2 kilogramos de productos químicos, de entre los más de 10.000 distintos productos que se inyectan a las comidas procesadas y preservadas, a las comidas artificialmente coloreadas, y a las comidas que contienen sabores artificiales.

Estas substancias extrañas, nunca debieron penetrar en el cuerpo humano. ¡Todas ellas atentan contra la vitalidad y contra la vida! Estos venenos y carcinógenos preparan el escenario para las enfermedades agudas y crónicas. Ya que el cuerpo reconoce estas comidas falsificadas como venenos, y no como comidas, las trata como tales. Un cuerpo saludable tiene suficiente energía nerviosa para expulsarlos de inmediato. Pero el norteamericano intoxicado típico ingiere tantos venenos, y dispone de muy poca energía nerviosa para eliminarlos, que el cuerpo simplemente los almacena. Eso siembra la semilla para las enfermedades agudas y crónicas en años futuros.

Cosechamos invariablemente lo que sembramos con nuestro estilo de vida. El tiempo de cosecha llega al entrar en la edad media y en la vejez. Los muy ancianos rara vez padecen de resfríos, porque el cuerpo ha perdido la vitalidad para llevar a cabo una aguda crisis de sanidad a fin de eliminar los desechos tóxicos. Se han deslizado a la baja vitalidad que viene con la autointoxicación crónica. Cuando una persona anciana muere, la causa primaria es generalmente la neumonía. El cuerpo había alcanzado su estado mortal de sobrecarga tóxica. El cuerpo estaba tan enervado e intoxicado, que el sistema inmunológico ya no podía desintoxicar las consecuencias del ataque furioso de las toxinas creadas por el cuerpo y de las toxinas ingeridas. Las toxinas ganan la batalla, y la vida cesa.

Hemos descuidado la curación natural por demasiado tiempo. El tomar píldoras para adormecer el dolor nos saca del paso, pero también desconectamos las señales de advertencia, de que algo anda mal. Al enmascarar los síntomas con drogas, sólo aceleramos la inflamación de los tejidos, mientras las enfermedades agudas y crónicas se van desarrollando.

En los casos avanzados de enfermedades crónicas y degenerativas se ha producido tanto daño a los tejidos que el cuerpo ya no puede restaurarse completamente a la salud, ni siquiera ayunando. Sin embargo, dadas las condiciones ideales para la salud, y dado un ayuno seguido por una adhesión estricta a las comidas naturales provistas por Dios, el cuerpo puede por lo menos detener la degeneración. En el mejor de los casos, un ayuno restaurará parte de los tejidos dañados a un nivel de integridad funcional.

Librándonos del dominio de la comida

Mi intención ha sido no agregar otra carga a quienes ya se sienten culpables por sus hábitos de comida o por su peso. Sólo quiero señalar el poder que la comida tiene sobre nosotros. El apóstol Pablo dijo que aunque todas las cosas me son lícitas, no todas convienen. Además declaró: "Yo no me dejaré dominar de ninguna" (1 Corintios 6:12). Antes que pueda establecer una tesis para la sanidad física y el ayuno, debo demostrar el poder que tiene ingerir demasiada comida, y del tipo equivocado. Debemos darnos cuenta de la fuerte influencia de Satanás para que nos sedemos, para que nos premiemos, para que nos escapemos, para que nos enfermemos, y para que nos destruyamos, ¡con comidas inadecuadas, en cantidades inadecuadas!

Cuando la mayoría de las personas oyen hablar por primera vez del ayuno para la sanidad física, suelen vacilar. "¿Quién, yo? ¿Ayunar?" Lo comprendo. La idea de ayunar es difícil de aceptar. Sin contar con la información adecuada, resulta difícil comprender por qué Dios pediría a su pueblo que ayune. Pero una vez que usted se informe debidamente, cosechará la bendición y los beneficios del ayuno.

Luego de mi experiencia personal, de mi estudio del tema, y de haberlo tratado con cristianos alrededor del mundo, estoy convencida de que el ayuno exige el máximo de disciplina. Como el ayuno no ha estado de moda por mucho tiempo, hemos caído en hábitos de comida que no queremos cambiar.

No puedo prometerle que ayunar será fácil. El dominio propio es difícil de alcanzar. Pero para quienes quieren sinceramente lo mejor de Dios para su vida, es esencial por lo menos investigar la disciplina del ayuno. El próximo capítulo describe otra oportunidad en que recibí la sanidad de una seria condición física, mediante el ayuno. Y también aprenderá algunos principios sobre la fe y el ayuno que he descubierto.

10

La fe y el ayuno

Varios meses antes de mi ayuno de veintiún días en el cual el Señor me sanó de artritis reumatoide, sufrí de angina de pecho. Tal como muchas otras personas que ingresan a la edad media, comencé a experimentar extraños dolores en el pecho, que se extendieron al cuello y bajaron por el brazo izquierdo. La sensación aplastante en el pecho me alarmaba. Tenía que dormir sustentada en una cama con dos o tres almohadas para apoyarme, para poder de este modo respirar más fácilmente.

Aun así, los dolores y la falta de aire continuaban. Cada noche me despertaba sobresaltada. Una noche, aún medio dormida, tiré las piernas y pies sobre el costado de la cama, y me senté lo más derecha posible. En un estado de pánico, grité:

— ¡Elmer!

— ¡Eh! ¿Qué sucede? — preguntó medio dormido.

— Mi brazo y mi pierna izquierda están entumecidos — susurré asombrada.

Elmer masajeó tanto mi brazo como mi pierna hasta que el tacto retornó gradualmente.

Pocas noches después volvió a suceder lo mismo, sólo que esta vez la zona pélvica también perdió su sensibilidad. En lugar de despertar a Elmer, decidí ayudarme a mí misma. Oré silenciosamente. Reuniendo toda mi fe y concentración, finalmente me moví para poder incorporarme. No sentí ningún dolor. Peor aún no sentía nada. Me senté silenciosamente y me obligué a girar mi pierna derecha. Con mi mano derecha, masajeé el brazo izquierdo. Mientras retornaba el tacto, me incorporé y me obligué a caminar lentamente a través del dormitorio.

Esta situación se transformó casi en una experiencia cotidiana, todas las noches. A veces, me sentía tan cansada que me daba por vencida, me arrastraba de nuevo hacia la cama, y me caía con partes del cuerpo aún insensibilizadas. Por la mañana el entumecimiento había desaparecido, y podía continuar con mi rutina normal.

Mi problema fue agravándose hasta un estado espantoso para los días de Acción de Gracias y de Navidad. Los feriados habían sido maravillosos, con la presencia de familiares, amigos y comida especial para la fecha. Sin embargo, como me di cuenta después, había disfrutado demasiado la buena vida, especialmente por haber ingerido comidas demasiado condimentadas.

El médico diagnosticó mis síntomas como angina de pecho. Me dio un discurso, explicándome el tipo de dolor que podía esperar sufrir de ahora en adelante. Cuando el dolor anginal atacaba, especialmente después de una comida pesada, buscaba alivio colocando una pequeña tableta de nitroglicerina debajo de la lengua.

— ¿Cuál es la cura para esto? — le pregunté a mi médico —. ¿La cirugía?

El médico movió su cabeza negativamente.

— Lo lamento, señora Bueno. No hay ninguna cura para la angina. Podemos detenerla o contrarrestarla. Si usted se cuida bastante, tendrá una cantidad mínima de dolor, pero . . .

Luché contra su diagnóstico por mucho tiempo. *¿Lo aceptaría?*, me pregunté. Al fin y al cabo, a medida que envejecemos, el cuerpo tiende a desgastarse. Sin embargo, sabía que yo misma había causado este estado, por medio de mis necios hábitos: comer la comida equivocada, no hacer suficientes ejercicios, trabajar de más, y no descansar ni dormir lo necesario. Había estado quemando los dos extremos de la vela. Mis síntomas me obligaban a darme cuenta de que simplemente no era la "Mujer maravilla", y que debía luchar para revertir esta condición.

Mi primer ayuno terapéutico

Había leído lo suficiente acerca de la sanidad natural, como para saber que los serios problemas médicos podían ser aliviados por medio del ayuno. Pero luchaba con el tema de la fe. ¿Creía realmente que el ayuno era la mejor respuesta para *mi* enfermedad física? Yo estaba de acuerdo con el doctor Shelton y con otros que habían escrito sobre el tema. Pero ¿tenía fe de que funcionaría para mí? Luego de un tiempo prolongado de oración, creí que Dios favorecería mi plegaria si efectuara un ayuno absoluto. Este sería mi primer ayuno terapéutico.

A fin de alejarme de todas las distracciones, me fui a un centro de salud en Florida. Había ayunado varias veces por motivos espirituales, pero este era mi primer ayuno terapéutico. Mis estudios me habían dado un conocimiento teórico sobre el ayuno. Pero a través de este ayuno, quería experimentar la sanidad física.

Esa ley de la salud opera en todos los organismos vivos: dondequiera que hay vida, la ley de la sanidad trabaja constantemente. Creo firmemente en ese principio. Dadas las condiciones ideales de salud, los organismos vivos siempre trabajan para la restauración. Las enfermedades se presentan cuando no proveemos esas condiciones ideales, y cuando violamos las leyes de la vida. El ayuno, una dieta adecuada y un estilo de vida saludable *pueden* revertir la enfermedad y las dolencias.

Ahora tenía la oportunidad de probar esta aplicación en mi propio cuerpo. Había ayunado en varias ocasiones, saltando sólo una o dos comidas. A veces había ayunado por uno o dos días. Esos breves ayunos me permitían cumplir con mi pesado programa de trabajo. Esta vez decidí hacerlo de un modo diferente: habría de ayunar por un motivo totalmente distinto, y ayunaría por catorce días completos, tomando sólo agua.

Teniendo una enfermedad tan seria del corazón y de la circulación, no quise embarcarme en un ayuno extenso sin la supervisión adecuada. Aquí en el centro de salud, los especialistas en ayuno me controlaban. Esos excelentes médicos dedicados habían supervisado el ayuno de miles de personas. Con su ayuda, y con la información que había recopilado en mis propios estudios, sabía qué esperar.

Durante mi ayuno, experimenté algunas crisis de sanidad. Hubiera sido extraño que estas *no* ocurrieran. Algunos días no había podido salir de mi cama. Mi extrema debilidad, el dolor, y a veces los latidos acelerados del corazón, me hacían saber que mi cuerpo estaba recibiendo un reposo profundo, siendo el destinatario de sus propios esfuerzos de autocuración y de autolimpieza. Aunque fuera desagradable, acepté esos síntomas como señales positivas que me demostraban que el proceso de sanidad estaba funcionando. Otros días tuve la energía necesaria para tomar sol al lado de la piscina e incluso para sentarme y escuchar las conferencias informativas sobre salud que se daban por la noche.

"¡Se fue el dolor!"

Durante el decimoquinto día de mi ayuno, el sol calentó toda mi habitación. Me vestí silenciosamente para mi caminata matinal, con la Biblia y los anteojos de lectura en la mano, teniendo el cuidado de no despertar a nadie. Salí del pequeño dormitorio y caminé hacia los exuberantes jardines orgánicos.

Los rayos del sol se abrían paso a través de las hojas de los árboles, disminuyendo las sombras a lo largo del pasillo que atravesaba el jardín tropical. Caminé sobre el pequeño puente de madera que cruzaba uno de los arroyos.

Cuando llegué a mi lugar favorito cerca del agua, me senté sobre un banco de cemento debajo de los árboles de pomelos. Abriendo mi Biblia, comencé a leer. Esta era una mañana especial, un tiempo de logros y de acción de gracias. Había puesto mi fe a prueba al venir a este centro de salud para un ayuno de dos semanas. A causa de su conocimiento limitado sobre el ayuno, mis médicos me habían aconsejado que no fuera. A pesar de algunos amigos y familiares bien intencionados, pero mal informados, había venido. Ellos estaban todos seguros de que iba a arruinar completamente mi salud.

"¡Si sólo pudieran verme ahora!", grité hacia los cielos. Estaba libre del dolor de pecho y del pánico. Podía dormir toda la noche sin experimentar entumecimiento en mi brazo, ni en mi pierna. Ya no necesitaba almohadas adicionales para poder dormir. Respiraba con facilidad, y mi circulación parecía perfecta. Y pesaba diez kilogramos menos. ¿Qué más se podía pretender lograr en sólo catorce días?

Yo había hecho mi parte, y Dios había hecho la suya. No hay ninguna cura para la angina de pecho. Mi madre padeció de esta enfermedad durante años. Los medicamentos sólo brindan un alivio temporal. Lo imposible se había transformado en posible por medio del ayuno y de la oración. Sentí como si el Señor me hubiera dado un nuevo cuerpo mediante la oración y el ayuno. Mi sanidad había sido un verdadero milagro, y quería sentarme en ese banco durante las próximas dos semanas, sólo alabando a Dios y dándole gracias al Señor.

Miré el reloj, sorprendida de que el tiempo hubiera transcurrido tan rápidamente. Era tiempo de interrumpir mi ayuno. En mi camino hacia el comedor, había hecho un alto en la cocina para comer a fin de interrumpir el ayuno. Me dieron a elegir entre una naranja y un pomelo, y sólo podía tomar una fruta. Elegí una de las naranjas jugosas de la Florida. El director me dijo que debía tomar una hora completa para comer la naranja. Me pregunté si la naranja duraría tanto tiempo.

Pelé la naranja lentamente, disfrutando de su sabor. Luego de abrirla y separar una parte, me puse en la boca un pequeño trozo, saboreando mi primer bocado en dos semanas. Nunca había tenido tan buen sabor una naranja. Esa era la clase de comida que preservaría mi salud. De inmediato mi corazón rebosó de gratitud. Dios me había sanado durante el ayuno, y ahora estaba disfrutando de su comida ideal para mantenerme dentro de su gracia sanadora. Todo lo que tenía que hacer era vivir en obediencia a sus leyes naturales.

Muchos años han pasado desde mi ayuno de catorce días. Aún no tengo síntomas de angina de pecho. Cada día que pasa, presto más atención a la nutrición. Comeré una porción de pastel, o disfrutaré de una comida completa, pero trataré de balancearla para que mi disfrute no se transforme en una indulgencia excesiva. Por la gracia de Dios, tengo el control de mi apetito, y eso me encanta.

Toda sanidad viene del Señor

Había creído en la sanidad divina mucho antes que el Señor quitara mi angina de pecho durante ese ayuno prolongado. El poder sanador de Dios había tocado mi cuerpo en muchas ocasiones. Algunas veces tenía que encontrarme con el Señor a mitad del camino, extendiéndome en fe. Quizás usted también tenga que agregar las acciones que correspondan a su fe. Recuerde que "la fe sin obras es muerta" (Santiago 2:26).

Después de haber triunfado sobre tal condición debilitante, estaba convencida de una verdad: Toda sanidad viene de Dios. A veces, Él nos la brinda en un paquete de sorpresa. Otras veces Él nos sana, porque favorece nuestra fe. Nuestro cuerpo a menudo se sana porque obedecemos las leyes fisiológicas de la vida dispuestas por Dios. Ya que Dios creó al cuerpo para que se sanara constantemente, el cuidado que le brindemos determina la salud que disfrutamos.

La gente quiere a menudo una sanidad inmediata sin ningún otro compromiso. A menudo vacilamos en efectuar una dieta especial, o en disciplinarnos de cualquier otra manera, a fin de recibir la sanidad. Con la posibilidad de un toque divino de parte de Dios, los creyentes a veces eluden su propia responsabilidad dada por el Señor.

Ahora sé que exige menos esfuerzo aceptar la verdad, aplicarla diariamente, y vivir con una salud divina. A veces la gente continúa practicando una indulgencia que destruye su salud, mientras espera pacientemente que pase algo que nunca sucede. ¿Esperará usted una experiencia milagrosa, o el toque especial de un sanador de fe, cuando usted mismo puede hacer algo acerca de su condición? Con la misma facilidad con que encendemos el televisor, pretendemos una sanidad instantánea, gloriosa y sin ningún esfuerzo. Cuanto menor sea el esfuerzo, tanto más atractivo será el plan.

Los milagros de sanidad suceden. Pero he llegado a creer que con mayor frecuencia el Señor libera su poder sanador en la medida en que las personas apliquen conscientemente prácticas sanas de vida. De esta manera, los creyentes aprenden a extender su fe a través de largos períodos de tiempo, hasta que su sanidad es completa.

La salud es responsabilidad nuestra

¿Cómo aprendí este principio? Un templado día de primavera, unos tres años antes de mi ayuno sanador, Elmer y yo estábamos cómodamente sentados en nuestro automóvil con aire acondicionado, viajando por la autopista interestatal a través del desierto de Mojave en California. Levantando la voz por encima del ruido del motor, estaba leyendo un libro sobre el ayuno que habíamos comprado en un negocio de comida naturista antes de salir de casa. Íbamos en dirección a las fuentes termales de Tecopa durante algunos días, para tomar baños de sol y sumergirnos en las aguas minerales naturales de Tecopa. También planeábamos ayunar.

Leí: "La salud del hombre es su propia responsabilidad." Hice una pausa. Mis ojos volvieron automáticamente a releer la frase. La repetí nuevamente. *La salud del hombre es su propia responsabilidad.* Recliné la cabeza contra el asiento acolchado del automóvil para pensar acerca de eso.

Al observar mi silencio, Elmer me preguntó:

— ¿Qué sucede?

Con el libro aún abierto sobre mi falda, y con los ojos cerrados, lo repetí de nuevo:

— La salud del hombre es su propia responsabilidad. Este es un concepto nuevo para mí — le dije —. Estoy segura de que lo he oído antes, pero aquí y ahora lo acepto como verdadero para mi propia salud.

No había creído que mis acciones podían significar una diferencia importante en mi salud. Siempre había pensado: *Esta es mi salud. Sea buena, o sea mala, es todo un asunto de suerte.* Había aprendido a afrontar lo que viniera. Si me enfermaba, podía buscar a Dios y a los médicos, para efectuar las correcciones que fueran necesarias. Nunca había pensado que la salud preventiva fuera mi responsabilidad, ni que estuviera dentro de mi esfera de control.

Abrí los ojos mientras captaba las implicaciones de esa simple frase y dije:

— Durante años, Elmer, he estado culpando a cualquier otra cosa por mi pobre salud. Le echaba la culpa a mi madre por mi mala dentadura, porque ella estaba enferma cuando estaba embarazada de mí. Una deficiencia de calcio debe de haber causado todas esas caries, porque el dentista ya me había empastado todas las muelas cuando tenía apenas seis años de edad. Había sido la culpa del médico el no haber diagnosticado mi enfermedad correctamente. Les echaba la culpa a los medicamentos cuando éstos no daban resultados. Era tu culpa, Elmer, el haber programado demasiado trabajo y esperar que yo mantuviese el ritmo. Y las exigencias de los niños a menudo me crispaban los nervios. ¡*Nunca* me había echado la culpa por un solo momento de enfermedad!

Tal como el sol radiante amanece sobre un desierto oscuro, nuevos pensamientos fluyeron por mi mente. *Al colocar la responsabilidad sobre otros, ¡he eludido todos los sentimientos de culpa, por todas las enfermedades de mi vida!* Esa frase me puso frente a frente con mi vida de negación y mi hábito de echarle la culpa a los demás.

— Soy la única persona responsable por mi propia salud. Nadie más — dije.

Mientras el automóvil se deslizaba rápidamente, Elmer estaba sentado en silencio, escuchando. Hice un recuento de todos mis recuerdos de mala salud y sus consiguientes miserias en mi vida. Me había especializado en transferir las responsabilidades, y en culpar a los demás.

Elmer escuchó, moviendo su cabeza afirmativamente, y coincidiendo con cada palabra. Cuando terminé de hablar, él me dijo suavemente:

— Esto es algo que he estado tratando de decirte todos estos años.

No me molestaron sus palabras. Y él no las había pronunciado con el propósito de herirme. Por otra parte, necesitaba oírlas. Elmer había estado tratando por años de trasmitírmelas.

Hasta ese momento, no me había dado cuenta de que Dios nunca quiso hacer todo por nosotros. Después que Adán y Eva mostraron su falta de responsabilidad, Dios les dio más oportunidades para aprender a ser responsables. Los comisionó para que cultivaran la tierra y para que sojuzgaran a los animales. Dios los podría haber abandonado a su propia suerte ante su total incapacidad, y haber decidido permitirles que fueran hijos irresponsables para siempre. En lugar de eso, Él les dio a ambos la oportunidad de madurar por medio del desarrollo de su responsabilidad.

Aplicando ese concepto de la responsabilidad a nuestra propia salud, me di cuenta de que Dios creó nuestro cuerpo con la capacidad de sanarse a sí mismo. Mientras manejaba a través del desierto ese día, me di cuenta al fin de que había fracasado en brindar a mi cuerpo las condiciones adecuadas para que se sanara.

En ese momento, el Señor me dio la clave para superar mi pobre salud. Dios me dio el conocimiento y el poder para vivir una vida sana de una vez por todas. Antes me había conformado con mucho menos que una salud vibrante y resplandeciente.

— Sí, Elmer, yo soy quien le pone demasiada sal a la comida, no importa cuantas veces me pides que no lo haga.

— Nunca lo había reconocido antes.

— Sí, Elmer, ahora sé que soy la que prefiere las papas fritas y la grasa antes que la fruta fresca. Soy la que bebe demasiado café. Es culpa mía cuando rechazo tu entusiasta invitación de caminar contigo un par de kilómetros. Ninguna otra persona maneja mi programa, sólo yo. Soy la persona que simplemente no ha aprendido a decir que no. Y soy la que toma más compromisos que los que puedo afrontar.

Sabía que debía afrontar la verdad. Estaba dirigiendo mi propio grupo de encuentro, diciendo la verdad, no importa cuánto doliera. Sí, yo era responsable de estar destruyendo mi propia salud. Mi actitud siempre había sido: "Que pase lo que pase." No había tenido el control, y mi irresponsabilidad me había privado de una salud vibrante. Lo que es peor, había esperado que Dios me sanara con su toque sanador.

Sobrecogida con ese pensamiento, me pregunté sorprendida: ¿En qué he estado pensando todos estos años? ¿Por qué esta verdad acaba de penetrar ahora en mi mente? Analizando mi comportamiento pasado a la luz de esta verdad, me maravillé y dije:

— Me veía sinceramente como la víctima de una herencia

inevitable, y de circunstancias irremediables y fuera de mi control.

Esa forma de pensar ilógica e irresponsable me había hecho ir marcha atrás, mientras esperaba los grandes milagros de Dios. Reclamaba mi sanidad por la fe como una buena cristiana que creía en la Biblia. Varias veces había experimentado la sanidad, en dos ocasiones de un modo bastante espectacular.

— El Señor a veces simplemente nos tiene misericordia — continué —, aunque fallamos en darnos cuenta de la confianza que Él ha depositado en nosotros para que cuidemos este magnífico cuerpo.

Observando la señal de tránsito que indicaba las fuentes termales de Tecopa, doblamos a la derecha y nos dirigimos hacia el este. Al entrar en el pequeño pueblo familiar, mis pensamientos retrocedieron a los años de mi adolescencia.

— Si mamá estuviera viva — musité —, le hubiera encantado unirse a nosotros hoy, y escucharme hablar sobre temas de salud."

Mi mamá había tratado de recuperar su salud quebrantada. Ella solía venir a estas mismas aguas minerales calientes y sedativas, y frecuentaba los mismos negocios de comida naturista. Sin embargo, nunca descubrió los secretos de sanidad que estaba buscando. Recuerdo haberle dicho en broma una vez, que era "uno de esos huesos duros de roer, una fanática de la salud".

"Sólo espera — me pidió ella —. Dentro de algunos años, cuando ya no seas joven, estarás haciendo lo mismo."

Ahora, casi veinticinco años después, estaba viajando una larga distancia para bañarme en las aguas minerales calientes y sedativas de Tecopa. Sin duda, habíamos estado visitando muchos negocios de comida naturista últimamente. Mientras le relataba mis recuerdos a Elmer, sonriendo con un gesto, le dije:

— ¿Sabes algo? Mamá tenía razón. Mamá había tratado de explicármelo varias veces, pero yo aún no estaba lista para escucharla.

Cómo cambiar

¿Cómo podemos cambiar los hábitos destructivos que hay en nuestro estilo de vida? En primer lugar, debemos estar dispuestos a aceptar el mensaje sanador de Dios. De otra manera, no lo oiremos, no importa cuán convincentemente hablen los demás. Es igual que con la salvación. El terreno debe estar fértil antes que la semilla pueda alojarse allí y crecer.

Cuando la angina de pecho comenzó a molestarme, yo sabía que Dios quería que ayunara por mi salud física. Pero necesité tiempo antes que me disciplinara voluntariamente de ese modo. Poco a poco llegué a saber que Dios me sanaría si daba un paso de fe y ayunaba.

No podemos imponer sobre los demás las disciplinas del ayuno, de la nutrición adecuada y de las prácticas sanas de vida. Aquellos a quienes les hablamos del tema deben estar listos, receptivos, y dispuestos a aprender. Quizás esa persona goce de salud, y simplemente quiera saber más de la abundancia de Dios. O puede estar muy enferma y desesperada. Algunos sólo están dispuestos a escuchar porque han agotado todos los esquemas de solución rápida, y necesitan una solución.

Una amiga que revisó mi primer borrador de este libro comentó: "Hoy ya estamos demasiado afligidos por el fracaso. ¿Por qué cargar a la gente con más condenación, diciéndole que hay otra cosa que han hecho mal?"

Le contesté diciéndole que ninguno de nosotros cambia hasta que se presenta una crisis. Sólo cuando hayamos llegado a un punto crítico en nuestra vida estaremos dispuestos a cambiar de todo corazón. Al fin y al cabo, ¿por qué quisiera uno cambiar si ya está haciendo todo bien? ¿Por qué disciplinarnos, si todo está tan bien que vamos viajando por la vida del modo fácil y suave? ¿Por qué cambiar, si pensamos que no podemos alterar nuestro destino? ¿Por qué cambiar lo que estamos haciendo si de todos modos es culpa de los demás?

Los norteamericanos debiéramos investigar la causa de nuestros problemas físicos. ¿Por qué nuestro país ocupa el trigésimo séptimo lugar en la lista de los países más sanos? Muchas regiones primitivas del mundo nos llevan una gran ventaja. El admitir que estamos siguiendo el camino equivocado, nos brinda el incentivo para efectuar los cambios constructivos.

Segamos lo que sembramos

No hace mucho, dos personas estaban hablando sobre la cafeína y sus efectos adversos. Uno de los hombres no estaba convencido de que la cafeína fuera una droga dañina, y explicó que hasta tanto no estuviera seguro tenía libertad para disfrutar de ella. "Dios no me hará responsable, ni permitirá que sufra ningún efecto nocivo si lo hago inocentemente", afirmó. Le contesté con lo que digo en el próximo punto.

Las leyes naturales de Dios no cambian para adaptarse a las mentes desinformadas. Mientras escuchaba esa discusión sobre la cafeína, pensé en el versículo: "Mi pueblo fue destruido, porque le faltó conocimiento" (Oseas 4:6). A causa de la profundidad de nuestras adicciones, tampoco queremos tener ese conocimiento.

No podemos pretender que la policía de tránsito no nos ponga una multa sólo porque no conocíamos el límite de velocidad y lo habíamos excedido en quince kilómetros por hora. La ignorancia no nos libra del castigo o de la multa por quebrantar las leyes. Siempre debemos sufrir las consecuencias de nuestra irresponsabilidad, ya sea que actuemos por ignorancia, o deliberadamente. De cualquier manera, se debe pagar la multa o pena.

Me acuerdo de una pequeña broma grosera que practicábamos cuando niñas. A veces, la única manera como creíamos que podíamos ganar una discusión con nuestro compañero de juego era tapar nuestros oídos con los dedos, cerrar nuestros ojos y gritar: "¡No te puedo oír!" Esto terminaba con la discusión, dejando al otro niño frustrado y enojado, porque nos negábamos a escuchar su versión de los hechos. Aún como adultos, a veces jugamos juegos infantiles. Cerramos los ojos y los oídos y gritamos, esperando que desaparezca aquello que no queremos escuchar.

El negarse a escuchar la verdad de Dios, no cambia los hechos. Segamos lo que sembramos. Las leyes naturales de Dios también se aplican a nuestra salud. El cuidado que brindemos a nuestro cuerpo produce los correspondientes resultados. Necesitamos educarnos y aprender todo conocimiento que esté disponible.

Para algunas personas, el renunciar al café o a cualquier cosa que produzca síntomas de supresión, constituye un sacrificio demasiado grande. Cuando decidimos disfrutar de algo, debemos estar dispuestos a pagar el precio sin quejarnos. Nosotros hemos hecho la elección. Si luego aparecen los síntomas de intoxicación y de degeneración de los tejidos, no tenemos el derecho de echarle la culpa a nadie sino a nosotros mismos. No podemos pasar por alto todas las advertencias, vivir descuidadamente y destruir nuestro cuerpo y al mismo tiempo esperar que Dios nos conserve con una salud divina.

Vayamos a la fuente

Con demasiada frecuencia tratamos los síntomas, en lugar de quitar la causa. Gritamos ante el dolor, pero el dolor sólo señala que hemos violado una ley natural. Esto no soluciona nada. Un hombre sabio dijo una vez: "Debemos apagar el incendio, y no simplemente silenciar la sirena." En lugar de proporcionarle al cuerpo las condiciones ideales para la salud, no hacemos caso de su pedido de ayuda. Como resultado, nuestras acciones y actitudes insultan la sabiduría de nuestro cuerpo humano.

Quizá nuestro exceso de comida causa una indigestión. Tomamos demasiado café, y eso produce incómodas palpitaciones del corazón. Agotamos nuestro cuerpo con demasiadas horas de tenso trabajo y no descansamos lo suficiente. Sobrecargamos nuestras capacidades humanas, y luego nos quejamos cuando nuestro cuerpo exige descanso.

Recuerde que todas esas indiscreciones al parecer ligeras se van acumulado en la salud. Le quitan al cuerpo su preciosa provisión de energía nerviosa, y se agregan a las acumulaciones tóxicas de desechos endógenos y exógenos. Esto prepara el escenario para futuras enfermedades agudas y crónicas, que pueden amenazar la vida.

Considere el caso del hombre que sufre de cáncer a los pulmones, pero que continúa fumando sus cigarrillos. Él puede orar diligentemente, e incluso creer que Dios lo va a sanar. Si esto suena absurdo (y sin duda lo es), ¿no estamos haciendo lo mismo nosotros cuando abusamos a sabiendas de nuestro cuerpo, y luego esperamos que Dios nos sane? A menudo los creyentes racionalizan su estilo de vida autodestructivo, lleno de placeres, creyendo que "el Señor me sanará a su debido tiempo".

Si a veces recaemos en las prácticas equivocadas de vida, entonces podemos arrepentirnos, cesar de ser indulgentes con nosotros mismos, y pedirle al Señor que quite las palpitaciones del corazón y la ansiedad por el café. Es probable que desaparezcan por sí solas, porque hemos quitado la causa al dejar de ser indulgentes. Cuando dejamos de comer con exceso y de comer comidas no saludables, automáticamente eliminamos los problemas de la indigestión. Si le damos el descanso adecuado a nuestro cuerpo, no nos sentiremos cansados. Cuando dejemos de fumar, podemos pedirle al Señor que quite el cáncer. Cuando hacemos nuestra parte, podemos esperar que Dios haga la suya.

Reconozca a su enemigo

Satanás siempre toma ventaja de nuestras debilidades. Nos abrimos a los ataques de enfermedad de Satanás cuando descuidadamente caemos en los placeres de las malas prácticas de vida. Satanás nunca perderá una oportunidad para destruir. Debemos asumir la responsabilidad por nuestra propia salud. Hasta que nos hagamos cargo de este modo, no podremos activar nuestra fe adecuadamente.

Dios ha dado a todos los creyentes autoridad sobre Satanás, y sobre sus huestes. Esta autoridad permite a los vencedores reprender los ataques de Satanás. Dios nos ofrece esta victoria por medio de su autoridad. Pero si vivimos en violación deliberada y en desobediencia a sus leyes naturales, anularemos esa autoridad. Si persistimos en quebrantar las leyes de salud natural de Dios, renunciaremos a nuestra victoria sobre los ataques de enfermedad de Satanás. Si hacemos esto, no podemos esperar que el Señor conteste nuestras oraciones para la sanidad física.

Aunque debemos estar conscientes de los ataques del enemigo, no tenemos derecho alguno a hacer de Satanás el chivo expiatorio. A menudo reprendemos a Satanás por los síntomas físicos de la enfermedad en nuestro cuerpo. "Estoy enfermo, y toda enfermedad viene del diablo", explican los creyentes. Satanás trajo el pecado al mundo, y el pecado engendró nuestros deseos pervertidos. Al ser indulgentes con la glotonería o con el descuido, experimentamos un malestar, y luego la enfermedad en sí. Nuestras acciones, que debemos catalogar como pecado, permiten que la obra de Satanás se lleve a cabo en nuestra vida.

Satanás nos acecha, nos tienta, nos bombardea, nos obstruye y nos engaña con falsificaciones y ataques por sorpresa. Ese hostigamiento a veces parece inocuo y puramente circunstancial. No obstante, el propósito de él es destruirnos. La Biblia nos advierte: "Porque no tenemos lucha contra sangre y carne, sino contra principados, contra potestades, contra los gobernadores de las tinieblas de este siglo, contra huestes espirituales de maldad en las regiones celestes" (Efesios 6:12).

Al atribuirle a Satanás nuestras malas obras, hacemos exactamente lo que él quiere. Mientras nos neguemos a asumir la responsabilidad personal por nuestra salud, nunca buscaremos un cambio. Cuando llegan las consecuencias de vivir mal, nos envolvemos en negaciones reprendiendo a Satanás. El hacer esto nos roba inevitablemente de nuestra victoria dada por Dios en Cristo.

La obediencia requiere esfuerzo

Para poder cambiar los esquemas de vida destructivos, tenemos que quebrar viejos hábitos y crear nuevos hábitos. La palabra "hábito", que se origina en la palabra "vestido", se refiere al hábito de las monjas. Los hábitos son esquemas de comportamiento, que nos ponemos o nos sacamos. Si los músculos de nuestro corazón necesitan fortalecerse, y si correr tres veces por semana dará los resultados deseados, tenemos la responsabilidad de ponernos el vestido deportivo. Si el azúcar irrita nuestros nervios, debemos desprendernos del hábito del azúcar.

Pero es más fácil proponerse terminar con el hábito que

hacerlo. Una hermana en Cristo que sufre de artritis reumatoide, se está agravando progresivamente. Ha estado buscando la píldora mágica y esperando el toque divino. Tiene docenas de medicamentos recetados, medicamentos de venta libre e incontables botellas de pociones sugeridas por médicos y amigos. Las botellas de medicina llenan los estantes de su alacena. ¡Y siempre es la primera que pide que oren por ella en la iglesia!

A propósito, no hay una cura médica para la artritis reumatoide. Los médicos generalmente dicen a sus pacientes: "Usted debe aprender a vivir con esto." En el mejor de los casos, los médicos ofrecen drogas que proporcionan un alivio temporal, pero terribles efectos secundarios.

Un día mencioné que pudiera sanarse de su artritis, o por lo menos controlarla en gran medida mediante el ayuno y una dieta adecuada. Cuando hice la sugerencia, su esposo respondió con tristeza: "Oh, ella sabe todo eso; pero no lo hace."

Mientras se alejaban caminando, quedé pensativa. "La fe sin obras es muerta" (Santiago 2:26). La sanidad divina es un don. Pero cuando la gente abusa deliberadamente de su cuerpo, no puede esperar legítimamente el don divino de la sanidad. "Y al que sabe hacer lo bueno, y no lo hace, le es pecado" (Santiago 4:17).

Podemos activar la fe haciendo lo que está a nuestro propio alcance. Este es un paso positivo hacia la salud. Podemos utilizar el ayuno para el mantenimiento de la salud, para ataques agudos menores, o para curar enfermedades que amenazan a la vida. Pero no nos motivaremos a menos que nuestra fe sea avalada por la acción.

¿Qué puedo hacer para fortalecer mi débil fe? La respuesta está en las páginas de este libro. Agregue acción a esa fe, desarrollando hábitos correctos de vida. Aplíquelos con diligencia. Esos ingredientes vivificantes recargan nuestra fe. Dios creó nuestro cuerpo con la capacidad de sanarse a sí mismo. Podemos orar y ayunar con fe, sabiendo que Dios nos traerá la sanidad.

11

El ayuno espiritual

El ayunar para el Señor, a veces denominado ayuno religioso, se efectúa fundamentalmente para el beneficio espiritual. El ayuno espiritual, que puede ser individual o un ayuno proclamado, es un ayuno total, absoluto o parcial de cualquier duración. El Señor puede guiarlo a efectuar un ayuno total de uno a tres días, o puede ser que efectúe un ayuno absoluto o parcial por varias semanas. Esta puede ser una forma de adoración practicada periódicamente. Usted puede querer ayunar para el Señor a instancia del Espíritu Santo, con una meta espiritual, necesidad o pedido específico en mente.

En los tiempos bíblicos, la gente ayunaba a menudo para el Señor como un memorial o para conmemorar determinado acontecimiento histórico. Los judíos ayunaban cada año en el día de la expiación. Otro ejemplo es la fiesta del Purim, en memoria del ayuno proclamado por Ester al pueblo judío, que salvó sus vidas.

Un ayuno espiritual puede efectuarse prácticamente en cualquier lugar y época, siempre que quien ayuna comprenda lo que significa ayunar para el Señor. Podemos efectuar un ayuno espiritual aún mientras continuamos con nuestro trabajo y con las actividades de la iglesia. Esta es una de las diferencias entre el ayuno terapéutico y el ayuno espiritual. El ayunar para la sanidad física requiere el reposo en cama, para que el cuerpo pueda recuperar su energía nerviosa, desintoxicarse, y reparar los tejidos no sanos. Si usted ya es una persona sana cuando efectúa un ayuno espiritual, no necesitará reposo urgente. El que ayuna puede continuar con su rutina diaria, en la medida que lo permitan sus niveles de energía.

Muchos cristianos han contado historias sorprendentes de cómo han efectuado sus propios ayunos espirituales. Un carnicero canadiense nunca perdió un día de trabajo, mientras efectuaba un ayuno absoluto de cuarenta días. Pudo mover grandes trozos de carne, y nunca tuvo que disminuir su ritmo a causa de la debilidad. También obtuvo el beneficio espiritual que estaba buscando. (Un ayuno tan prolongado pudiera dañar el cuerpo de alguien que ayuna sin experiencia. No ayune por períodos prolongados de tiempo en su primer intento.)

Hoy día, los creyentes apenas ayunan. El ayuno espiritual, de corta duración, entre una comida y pocos días, es el único tipo de ayuno que practican la mayoría de los cristianos. Mientras comienza a ayunar para el Señor a instancia del Espíritu Santo, le recomendamos que comience con un ayuno de corta duración. Si debe manejar su trabajo normal y las responsabilidades familiares, quizás quiera efectuar un ayuno parcial.

¿Qué es un ayuno de consagración?

El más serio de todos los ayunos espirituales, el ayuno de consagración, es un ayuno absoluto de larga duración, que se efectúa por razones muy personales. El ayuno de consagración difiere de un ayuno espiritual, tal como el que efectuó el carnicero canadiense. Durante el ayuno de consagración, la persona toma sólo agua, generalmente por varios días, mientras se dedica completamente al Señor. Históricamente, la persona ayunaba por cuarenta días. Hoy la gente puede ayunar por períodos más largos o hasta la terminación del ayuno cuando regresa el hambre. El ayuno de consagración generalmente dura mucho más que el ayuno espiritual más común.

Los cristianos a menudo efectúan un ayuno espiritual para obtener respuesta a pedidos específicos de oración. Por el contrario, el ayuno de consagración, es un monumental acto de súplica, en el cual nuestros deseos, nuestras metas e incluso nuestra propia vida coinciden con los propósitos de Dios. Un ayuno consagrado nos prepara para cumplir el plan del Señor, y no nuestras propias ambiciones egoístas.

La mejor manera de comprender el ayuno de consagración

es reflexionar sobre el ayuno de cuarenta días de Jesús en el desierto. Él se apartó de los demás y buscó a Dios, para aprender su propósito sobre la tierra. La entrega total al Señor es el único propósito del ayuno de consagración. Después de haber sido guiado por el Espíritu Santo al desierto para ayunar, Jesús "volvió en el poder del Espíritu a Galilea, y se difundió su fama por toda la tierra de alrededor" (Lucas 4:14). Los evangelios registran las poderosas obras que fluyeron a través de este vaso rendido. El ejemplo de Jesús debiera también alentarnos a nosotros a ayunar.

Antes de efectuar el ayuno de consagración, considere en oración estas nueve preguntas fundamentales:

1. ¿Gozo de buena salud?
2. ¿Puedo encontrar un lugar privado para ayunar?
3. ¿Puedo dejar de trabajar mientras ayuno?
4. ¿Puedo ayunar sin ningún pedido especial, sólo para adorar?
5. ¿El ayuno me hará más espiritual?
6. ¿Fortalecerá el ayuno mi capacidad para ministrar a los demás?
7. ¿Me guiará el Espíritu Santo al ayuno de consagración?
8. ¿Qué espero recibir de Dios mientras ayuno?
9. ¿Qué sucede si no hallo tiempo para el ayuno de consagración?

Consideremos cada pregunta más detalladamente. Mientras usted considera en oración los costos y los beneficios del ayuno de consagración, el Señor le mostrará claramente su voluntad.

¿Gozo de buena salud?

Sólo podemos suponer que Jesús comenzó su ayuno con buena salud. Al fin y al cabo, Él había guardado las leyes dietéticas e higiénicas de Moisés. Él disfrutaba de aire puro y de ejercicios. Jesús no sucumbió a la gama de emociones negativas como la culpa, la ansiedad y el temor, que causan enfermedades. Podemos suponer sin riesgo que Jesús comenzó su ayuno de consagración con una salud excelente, listo para recibir el mayor beneficio espiritual posible.

Si usted goza de buena salud, puede efectuar el ayuno de

consagración. Si sufre de enfermedades agudas o crónicas, necesitará ayunar por razones terapéuticas, preferiblemente con supervisión. Luego que haya recobrado su salud, que su energía nerviosa sea alta, y que haya recuperado sus reservas a través de un período de comer comidas sanas, entonces podrá considerar el ayuno de consagración. Si la persona no puede orar y leer la Biblia por las molestias físicas que produce la crisis de sanidad, debe postergar el ayuno de consagración hasta que recobre su salud y sus reservas sean altas.

Un pastor asistió a nuestra clase sobre ayuno en el Centro Cristiano de Retiros en Bradenton, Florida. Le entusiasmaban tanto las clases matinales que siempre se sentaba en la primera fila con una libreta de apuntes y lápiz en la mano, y una Biblia a su lado. Durante la última mañana del seminario, él contó su experiencia:

> No hace mucho, dispuse efectuar un ayuno de consagración. Di instrucciones a mi esposa que no se me interrumpiera, y que no se le informara a nadie dónde me encontraba. Llevé un montón de Biblias y de libros de estudio, me encerré en una de las habitaciones de la iglesia, y comencé mi ayuno de diez días. Pero no podía leer siquiera una línea. Todo lo que podía hacer era dormir. Satanás mismo parecía oponerse, pero no podía sobreponerme a mi letargo. No podía orar ni estudiar, de modo que abandoné el ayuno después de sólo dos días.

Ese pastor cometió tres errores al efectuar su ayuno. En primer lugar, se encerró en una habitación. Sí, él necesitaba privacidad, pero quizá necesitaba también caminar al aire libre. Esto renueva la mente y ayuda a obtener una mayor agudeza mental, una mayor paz y más determinación para continuar ayunando.

En segundo lugar, el deseo de dormir es natural, sobre todo durante los primeros días de un ayuno. No considere eso como algo satánico. Si el que ayuna ha trabajado con exceso antes del ayuno, esta es una respuesta natural. El cuerpo se está desintoxicando y está restaurando energía nerviosa. Más adelante en el ayuno, habrá una nueva agudeza mental. El pastor necesitaba dormir, tantas veces como sintiera la necesidad.

En tercer lugar, el pastor debiera haberse preparado para el ayuno de consagración, efectuando una serie de breves ayunos terapéuticos, seguidos por la ingestión de comidas naturales sanas. Ese régimen hubiera aliviado cualquier problema de salud, para que el pastor estuviese en excelente estado físico para consagrarse al Señor.

El ayuno de consagración pierde su propósito cuando quienes ayunan se preocupan por los síntomas de desintoxicación y por cada crisis de sanidad que ocurre en su cuerpo. Eso les ocurre a los que ayunan de modo terapéutico, cuyos síntomas y dolores requieren una supervisión adecuada. Para recibir los mayores beneficios del ayuno de consagración, debemos efectuarlo disfrutando de una salud razonablemente buena. Sólo entonces podemos dedicarnos a la oración y a las súplicas.

¿Puedo encontrar un lugar privado?

La mayoría de nosotros que consideramos cualquier clase de ayuno prolongado, generalmente descubrimos que ese es el aspecto más difícil de satisfacer. Elegir el lugar no es tan difícil como encontrarse uno mismo solo con Dios durante períodos prolongados. Decubrimos que no estamos tan cerca del Señor como creíamos.

¿Por qué la gente experimenta una soledad tan absoluta mientras ayuna para el Señor? Hemos pasado demasiado tiempo satisfaciendo nuestros sentidos y siendo indulgentes con nuestros deseos mundanos. Nunca hemos aprendido a estar solos con el Señor por largos períodos de tiempo. Pocos de nuestros líderes espirituales lo hacen realmente, y no tenemos una experiencia de primera mano sobre orar sin cesar.

Para los mejores beneficios espirituales, necesitamos efectuar nuestro ayuno de consagración alejados de las multitudes. Debemos pasar todo el tiempo posible en soledad, descansando en el Señor, y estando seguros de que Él está con nosotros. El hecho de que no sintamos su presencia tan intensamente como durante la alabanza y la adoración en la iglesia, no significa que estemos lejos de Él. Necesitamos estar quietos, escuchar la suave voz del Espíritu Santo, y aceptar la paz que viene con las horas de oración y ayuno.

El disfrutar de la quietud de la presencia del Señor es algo fácil para mí. Paso días enteros completamente sola con el Señor. Me desarrollo más en la fe cuando estoy sola con Dios. Escribí el primer borrador de este libro mientras estaba sola en un lugar cómodo pero aislado en Death Valley, California. La soledad, la paz y la quietud lograda en el desierto me llevaron a decirle a una amiga: "¡Esto es mucho mejor que el Valium!"

Aprendí a disfrutar de la soledad cuando era niña y tenía que entretenerme sola durante horas. En varias ocasiones mi enfermedad me obligó a estar sola. La fiebre reumática me confinó a la cama por dos años durante mi niñez. Pasé gran parte de ese tiempo en un hospital, lejos de mis padres. El aprender a estar sola con el Señor, llego a ser un modo de vida para mí a una edad temprana. Cuando el ayuno llegó a ser parte de mi vida, estaba preparada para disfrutar las largas horas quietas en comunión con Dios.

Sabiendo que este no es el caso de la mayoría de los creyentes, lo aliento para que persevere. El aburrimiento y la frustración que acompañan al ayuno, pueden ser la barrera más formidable que debemos conquistar. Los estímulos y el entusiasmo llenan nuestra vida. Nuestro modo de vida gira alrededor de la acción y de la diversión. ¿Cómo podemos aprender a cultivar la quietud? Cuando practicamos la disciplina de la soledad, aprendemos a disfrutarla. Sólo entonces podemos cosechar grandes beneficios de ella.

Cuando aconsejo a una persona que experimenta soledad durante el ayuno, la exhorto de esta manera: "Usted debe ser un poco más flexible en este aspecto. Dios ve nuestro corazón y sabe lo que podemos y lo que no podemos hacer." Quiero dejar bien en claro que no todos deben necesariamente estar solos el ciento por ciento del tiempo, aislados en algún lugar del desierto. Sin embargo, la privacidad por sí sola es importante.

Elmer efectuó una vez un ayuno de consagración de veintiún días. Cambió su rutina del trabajo de la oficina y sus viajes, a un tiempo trabajando solo en el jardín. Él ora mejor al aire libre que dentro de un dormitorio. En el jardín encontró horas de soledad, y no fue necesario que se fuera de la casa. Cada uno de nosotros debe considerar su propia situación y decidir qué será lo que funcione mejor.

Al considerar este tema de la privacidad, considere al profeta Daniel poco después de su ayuno. Dios quería estar solo con Daniel, pero lo encontró en la compañía de varios otros hombres.

La presencia de Dios sobrecogió a los amigos de Daniel, y "se apoderó de ellos un gran temor, y huyeron y se escondieron". Daniel no huyó con un gran temor. Su corazón había sido espiritualmente preparado con su ayuno de veintiún días. Daniel informó: "Quedé, pues, yo solo, y vi esta gran visión" (Daniel 10:7,8).

Consideremos el ejemplo de otros grandes hombres de la Biblia que aprendieron a pasar tiempo solos con Dios, y que recibieron inmensos beneficios de sus experiencias.

- Abraham vivió solo en las alturas, pero Lot optó por vivir entre la gente de Sodoma (véase Génesis 13:12).
- Moisés fue instruido en toda la sabiduría de Egipto, pero pasó cuarenta años solo en el desierto: (Véase Hechos 7:22-30).
- Pablo, un gran escolástico, tuvo la más alta educación de sus días, estudiando con el gran Gamaliel; pero después de su conversión se fue a Arabia, para estar solo con Dios (véase Gálatas 1:15-17).
- Jesús pasó tiempo solo en el desierto con Dios, en preparación para su ministerio (véase Mateo 4:1,2).

El Señor le hablará cuando Él reciba su atención exclusiva. Mediante el ayuno de consagración desarrollamos una relación tan poderosa con Dios que el alma aprende a depender de su propia fe, en lugar de estar necesitando el continuo apoyo y ánimo de los demás.

¿Puedo dejar de trabajar?

Algunas personas combinan su ayuno de consagración con una fuerte carga de trabajo. La mayoría de ellos se preguntan por qué su tiempo no les dio resultados. "¿Qué sucedió?" preguntan inocentemente, sin darse cuenta de que su atención ha estado dividida entre Dios y el mundo todo el tiempo. Aquí hay varias respuestas bíblicas a esta pregunta:

- Cuando Dios llamó a su pueblo para ayunar en el día de la Expiación, Él les instruyó que tomaran específicamente un descanso completo para ellos, para sus siervos, y para todo visitante que pudiera estar pasando por el país (véase Levítico 16:29).

- Cuando los israelitas se quejaron de que estaban ayunando, pero que no veían resultados, aprendieron que estaban desagradando a Dios, haciendo que sus siervos trabajaran (véase Isaías 58:3).

- Cuando el profeta Joel proclamó un ayuno, convocó a una solemne asamblea, ¡y nadie trabaja durante una solemne asamblea! (Véase Joel 2:15).

Cuando Dios nos guía a efectuar un ayuno de consagración, debemos pedirle sabiduría sobre cuál será la mejor manera de buscar nuestra privacidad, para nuestro más grande beneficio espiritual. El continuar con otras actividades, sólo separará al intelecto del corazón, lo que frustrará el propósito del ayuno de consagración.

¿Puedo ayunar sin una petición específica?

La gente a menudo me pregunta: "¿Por qué debo ayunar? No tengo ningún problema especial." No necesitamos tener problemas especiales para ayunar. No es necesario ayunar y orar por la necesidad especial de alguien, ni angustiarnos con pedidos personales.

Podemos entrar en el ayuno de consagración como una forma de adoración. Podemos esperar en Dios, poniéndonos a su disposición para que Él cumpla su voluntad. En un ayuno consagrado, nos apartamos del mundo, de la comida y de la bebida de todos los placeres terrenales y de las comodidades sensuales de la vida. "Y [tú] lo venerares, no andando en tus propios caminos, ni buscando tu voluntad, ni hablando tus propias palabras" (Isaías 58:13).

Dios se gloría en esta clase de ayuno. Él aprecia que su pueblo se tome tiempo para adorarlo, no pidiéndole nada a cambio. ¿No es una manera hermosa de glorificar a Dios? Al abstenernos simplemente de comida, al humillar nuestra alma y al poner los asuntos mundanos a un lado en un acto de adoración, podemos agradar al Señor más allá de toda comparación.

¿Seré más espiritual?

Una amiga me preguntó una vez: "¿Me volveré un 'gigante espiritual' si efectúo el ayuno de consagración?" La expresión de su rostro era seria e inocente. No tenemos ninguna garantía antes de ayunar. Este no es un trato comercial, donde prometemos privarnos de comida por diez días, a cambio de un mayor nivel de espiritualidad, de poder, de ministerio y de conocimiento.

Los que ayunan pueden recibir una visión especial, o una revelación extraordinaria del Señor. Esto puede suceder, y sucede, pero nunca debe ser nuestra motivación para ayunar. El ayuno no es el equivalente de mover una varita mágica para que todos los deseos personales se transformen en realidad. El ayuno es el modo más sagrado, más serio y más sacrificado de presentarnos en total devoción al Señor. Un ayuno de consagración es la mejor manera de prepararnos para recibir la plenitud de las bendiciones del Señor en nuestra vida. El ayuno nos ayuda a entregar nuestra voluntad a Dios.

Eso no quiere decir que no podamos orar por pedidos específicos en un ayuno de consagración. Derek Prince, quien ha dado conferencias sobre ese tema en su ministerio, sugiere que escribamos nuestras peticiones en una hoja de papel. Entonces recomienda que guardemos la lista de pedidos en una gaveta, y que la saquemos y leamos dos semanas después, un mes después, un año después. ¡Podemos sorprendernos al ver que el Señor ha contestado *todos* nuestros pedidos!

Durante un ayuno de catorce días que efectué, tenía tres pedidos específicos. Dios contestó cada uno de los tres antes que completara el ayuno. Pero esto no sucede siempre. Las respuestas pueden venir mucho después, quizás años después. No debemos desalentarnos si no vemos respuestas inmediatas tan pronto como interrumpimos el ayuno.

Sin embargo, el mito popular de que el ayuno lo transforma a uno en un "gigante espiritual" tiene algo de cierto en la realidad. Al ayunar para el Señor con el espíritu adecuado y por un tiempo significativo, uno es más consciente de la presencia de Dios. Esta mayor agudeza prepara al cristiano, con una dirección más firme y un propósito más firme para su vida. Se encuentra más preparado para el servicio activo, y mejor preparado para derrotar a Satanás en la lucha espiritual.

¿Un ministerio más vigoroso?

El apóstol Pablo ayunó para fortalecer su ministerio. Muchos de nosotros seguimos las enseñanzas y los ejemplos de Pablo, salvo en lo que se refiere al ayuno. Entonces comenzamos a hacer excepciones. Los cristianos de hoy han excluido virtualmente el ayuno de su vida. El haber descuidado esta disciplina espiritual ha resultado en el menor poder que plaga nuestras iglesias. La gloria de Dios también es disminuida, porque no le obedecemos. El apóstol Pablo era un atleta espiritual, que reconocía el poder del ayuno para fortalecer su ministerio. Pablo es el más destacado de todos los ganadores de almas de la historia, superado únicamente por Cristo.

Después de su ayuno de consagración, Jesús fue a la sinagoga en Capernaúm, y anunció:

> El Espíritu del Señor está sobre mí, por cuanto me ha ungido para dar buenas nuevas a los pobres; me ha enviado a sanar a los quebrantados de corazón; a pregonar libertad a los cautivos, y vista a los ciegos; a poner en libertad a los oprimidos; a predicar el año agradable del Señor.
>
> Lucas 4:18,19

Jesús entonces demostró estas palabras, sanando toda clase de enfermedad, echando fuera demonios y resucitando a los muertos. Jesús no sólo cumplió esta profecía de Isaías. Él también prometió que "el que en mí cree, las obras que yo hago, él las hará también; y aún mayores hará, porque yo voy al Padre" (Juan 14:12).

La *Biblia de referencias anotadas de Dakes* (en inglés)

afirma que ninguno de nosotros "puede recibir mayor poder que Jesús, porque Él recibió el Espíritu sin medida". Por lo tanto, las "mayores obras" no podrían consistir en hacer cosas más grandes que las que Cristo podría haber hecho si Él hubiera tenido la ocasión de hacerlas . . . Cada creyente tiene un poder igual al de Cristo para hacer lo que Él hizo, como también cosas mayores, siempre y cuando la ocasión lo requiera.[1]

Examinemos otro pasaje significativo que ilustra el poder de la oración y del ayuno. Mientras Jesús llevó a Pedro, a Jacobo y a Juan al monte de la transfiguración, el resto de sus discípulos trató de echar fuera un demonio de un joven. Cuando sus intentos fracasaron, el padre del joven acudió a Jesús. Él reprendió al demonio, y el joven quedó sano desde aquella hora. Entonces los discípulos le preguntaron en privado por qué no habían podido echar al demonio. Jesús les respondió: "Este género no sale sino con oración y ayuno" (Mateo 17:21).

¿Me guiará el Espíritu Santo?

El Espíritu Santo guió a Jesús al desierto para que comenzara su ayuno de consagración. El Espíritu también nos guiará a nosotros, si queremos ser guiados. Quizá necesitemos hacernos las siguientes preguntas, si nunca hemos ayunado para el Señor, por cualquier período de tiempo:

- ¿Me está guiando el Espíritu para seguir el ejemplo de Jesús?
- ¿He estorbado al Espíritu, por no estar escuchando?
- ¿He vacilado en ayunar, por no haber comprendido la importancia del ayuno?

La mayoría de nosotros no podría abrigar la idea de privarnos de comida por un período prolongado de tiempo, sin haber recibido una señal especial de parte de Dios. El leer este libro puede ser su primera señal. El Espíritu de Dios siembra el deseo dentro de nosotros, por medio de señales como esta. Ore pidiendo guía, para confirmar la dirección específica de Dios para su ayuno. Pregúntele qué tipo de ayuno debe efectuar, y cuál debe ser su duración. No se apresure a efectuar un ayuno prolongado en su primer intento. Una vez que recibimos la confirmación de que el Señor nos está llamando a ayunar, podemos ser guiados por el Espíritu Santo para llevar a cabo el ayuno de consagración.

Para recibir esa confirmación de parte de Dios, debemos prestar especial atención a estas nueve consideraciones. Debemos pedir en oración que la voluntad de Dios ocupe el primer lugar en nuestro corazón. Cuando tengamos esta actitud, toda vacilación, duda y temor desaparecerán.

Después de su conversión, Pablo se retiró al desierto de Arabia (véase Gálatas 1:15-17). Pablo se consagró a sí mismo al Señor, mientras reajustaba su teología para incluir a Jesús. Aunque había sido muy educado en el mundo religioso de su época, él no buscó instrucciones de los líderes reconocidos, el lugar obvio para buscar consejo. Él buscó una fuente distinta en el desierto.

Considerando la época el lugar, y el hombre, quedan pocas dudas de que Pablo ayunó cuando fue a Arabia. El ayuno no era desconocido para él, aún antes de su conversión. En realidad, fue lo primero que hizo luego de su encuentro con el Señor en el camino a Damasco. Al igual que Pablo, debemos buscar refugio en la privacidad, y consagrar nuestra vida para hacer la voluntad de Dios.

¿Qué recibiré?

La mayoría de nosotros tiende a restarle importancia al ayuno, a menos que hayamos sido formalmente educados para hacer lo opuesto. Después de todo, el ayuno es una de las disciplinas espirituales más difíciles e incomprendidas. Además, el ayuno está "fuera de moda" en nuestra época de sobrealimentación y de comidas rápidas. El alimento atrapa a muchos creyentes en sus poderosas garras.

Sin embargo, la Biblia nos dice que "el anhelo ardiente de la creación es el aguardar la manifestación de los hijos de Dios" (Romanos 8:19). "Manifestar" significa aclarar o hacer obvio. "Pero a cada uno le es dada la manifestación del Espíritu para provecho" (1 Corintios 12:7). Este versículo se refiere a los dones espirituales. Estas manifestaciones o dones espirituales, son el modo en que Dios revela la verdad del evangelio. Al glorificar a Dios mediante el ayuno, esos dones están más a nuestra disposición. Consideremos todo el pasaje:

> Pero a cada uno le es dada la manifestación del Espíritu para provecho. Porque a éste es dada por el Espíritu palabra de sabiduría; a otro, palabra de ciencia según el mismo Espíritu; a otro, fe por el mismo Espíritu; y a otro, dones de sanidades por el mismo Espíritu. A otro, el hacer milagros; a otro, profecía; a otro, discernimiento de espíritus; a otro, diversos géneros de lenguas; y a otro, interpretación de lenguas. Pero todas estas cosas las hace uno y el mismo Espíritu, repartiendo a cada uno en particular como él quiere. Porque así como el cuerpo es uno, y tiene muchos miembros, pero todos los miembros del cuerpo, siendo muchos, son un solo cuerpo, así también Cristo.
>
> 1 Corintios 12:7-12

El don de sanidades se manifestó en la vida de Elmer a la conclusión de su ayuno de consagración de veintiún días. Elmer fue a visitar a Catalina Morrow, quien se estaba muriendo de cancer. Ella esperaba vivir sólo algunos más. A causa de una hemorragia en su estómago, no había comido por más de una semana. Elmer impuso sus manos sobre ella, y oró.

Catalina Morrow testifica que mientras Elmer oraba, la habitación se llenó de luz. Después que se fue, se sintió mucho mejor y pidió comida. Comió y, por primera vez en muchas semanas, pudo conservar la comida. Milagrosamente, sólo dos días después, se sintió lo bastante bien para dejar el hospital, viajando en automóvil desde California hasta su hogar en Arizona. Ella afirma que comió durante todo el camino de regreso a casa. Fue sanada. Elmer atribuye gran parte de su sanidad a la fe que Dios le inspiró durante este tiempo de oración y ayuno.

Dios confirmó la predicación del apóstol Pablo por medio de poderosas señales del Espíritu Santo. Dios da testimonio que estos mensajes son verdaderos mediante señales, maravillas y diversos milagros, y dando ciertas capacidades especiales por medio del Espíritu Santo a los que creen (véase Hebreos 2:4).

Según el apóstol Pablo, no existe ningún otro remedio para los que sufren en la humanidad que las manifestaciones de estos dones por medio del pueblo de Dios. Como creyentes podemos conmover a otros con la bondad de nuestra vida y con nuestras buenas obras, como lo hizo Jesús cuando Él se estaba ocupando de los negocios de su Padre. Pero nuestro verdadero ministerio en la plena gloria y poder de Dios, no vendrá hasta que consagremos totalmente nuestra vida a Él, por medio de un tiempo de ayuno y oración. Debemos vivir de acuerdo con el ejemplo de Jesús en todos los aspectos de nuestra vida. Sólo después que Jesús ayunó en el desierto, Dios liberó poderosos dones a través de su ministerio. El Señor confiere sobre cada uno de nosotros uno o más de sus dones espirituales. El Espíritu Santo nos dirige en nuestra vida diaria para que los utilicemos.

Lamentablemente, muchos permitimos que nuestros dones espirituales se adormezcan. Muchos tenemos tan poca comunicación directa con Dios, que ni siquiera reconocemos sus dones especiales. Como resultado, ni utilizamos los dones de Dios para servir a otros, ni nos ocupamos en desarrollarlos. Pero la Biblia nos exhorta a avivar el don de Dios que está en nosotros (véase 2 Timoteo 1:6).

Sí, Dios nos da los dones, pero *nosotros* debemos avivarlos. Si no hemos descubierto nuestros dones es porque no los hemos estado ejercitando. Alguien puede creer que ha perdido su don, a causa de su negligencia espiritual. Sin embargo, este no es un motivo para desmayar. Nunca es demasiado tarde. Dios es siempre fiel y paciente. Las Escrituras afirman: "Porque irrevocables son los dones y el llamamiento de Dios" (Romanos 11:29).

Quizás al principio apenas percibamos nuestros dones. Pero durante las horas de ayuno para el Señor, aquello que percibimos oscuramente comienza a ser revelado. A medida que se va desvaneciendo el mundo, el Espíritu Santo va aclarando nuestra vida espiritual. El Señor comienza a revelar su plan exclusivo para nuestra vida. Mientras ejecutamos su plan en nuestra vida diaria, descubrimos — para nuestro deleite — la disposición de sus dones. ¡Dios imparte talentos que nunca sabíamos que teníamos, para servir a otros, para cuidar de su mundo, y para glorificar a Él! Este es el mayor gozo del cristiano: ¡saber que estamos sirviéndole a Él con lo mejor de nuestra capacidad, y de acuerdo con su plan para nosotros!

Durante todos mis años y mis viajes trabajando con gente que ayuna para el Señor, aún tengo que recordar a alguien que no se haya dado cuenta del enorme beneficio espiritual recibido por haberse entregado a efectuar un ayuno prolongado de consagración.

¿Y si no encuentro tiempo?

El encontrar tiempo para ayunar puede requerir esfuerzo. Quizá necesitemos que alguien cuide de los niños, que alguien atienda los mensajes telefónicos, y que alguien cuide de la oficina. Sin embargo, si el deseo es lo bastante fuerte, el Señor proveerá.

¿Por qué no utilizar el tiempo de las vacaciones para ayunar? Nuestro hijo Chris planificó un ayuno de tres días. Se ocupó metódicamente del tema. En primer lugar, se aseguró que alguien ocupara su lugar en la oficina. Decidió dónde ir, e hizo las reservas por teléfono. Pasó su precioso tiempo de ayuno y oración en una pequeña cabaña en la montaña, sin interrupciones, solo y en comunión con Dios.

Si este libro le ha inspirado a consagrar un poco de tiempo para el ayuno, pero no dispone de muchos días, entonces aproveche el tiempo que tenga y comience su nueva aventura de ayuno. No crea que no puede ayunar sólo porque no dispone del tiempo necesario para efectuar el ayuno de consagración. Cuando irse es imposible, ¿por qué no comprometerse a ayunar una o dos comidas, y pasar algunas horas en soledad? No se requiere la combinación perfecta para ayunar. Si fuera así, ¡nadie ayunaría en todo el mundo! Las Escrituras nos amonestan que "el que al viento observa, no sembrará; y el que mira a las nubes, no segará" (Eclesiastés 11:4), frase que en una traducción inglesa ha sido expresada en estas palabras: "Si esperas las condiciones perfectas, jamás harás nada."

Ya sea que consagre un ayuno para el Señor de cuatro días,

o de cuarenta, las respuestas a las anteriores nueve preguntas requieren su atención en oración. En pocas palabras, antes de comenzar el ayuno de consagración, no importa cuál sea su duración, debe:

1. Comenzar el ayuno con buena salud.
2. Efectuar el ayuno con la mayor soledad posible.
3. Permanecer atento a los objetivos espirituales del Señor, en lugar de imponer las ideas preconcebidas de usted en este período de ayuno y oración.
4. Esperar que el Señor le revele su plan elegido para la vida de usted, y que le confiera sus dones espirituales, que son las manifestaciones de su amor y de su dirección para su vida.

Si hace eso, el ayuno será una experiencia positiva para usted. Pronto querrá embarcarse en esta disciplina como parte regular de su vida espiritual.

12

¿Por qué ayunar por motivos espirituales?

Muchos se preguntan: "¿Por qué debo efectuar un ayuno espiritual?"

Sabiendo poco o nada acerca del ayuno, muchos cristianos no ayunan, porque tienen el mismo problema que los israelitas. Les preocupa demasiado su parte física. O están llenos de superstición y de temor. O su deseo por la comida es demasiado fuerte como para renunciar siquiera a una comida. Ni conocen el valor del ayuno terapéutico, ni comprenden el poder que el ayuno espiritual puede despertar en ellos.

Sin embargo, siempre habrá quienes protestarán, aunque tengan la información correcta. Estas son algunas de las explicaciones racionales favoritas que privan a la gente del poder de Dios por medio del ayuno.

1. *No tengo tiempo*. Nunca discuto esa afirmación. Pero sé que tenemos suficiente tiempo para hacer lo que consideramos importante.

2. *Simplemente no siento la necesidad de ayunar*. Esa es una afirmación sincera. Muchos creyentes que usan esta explicación racional, están simultáneamente buscando guía y poder en su vida, pero obstruyen el medio más poderoso para efectuar los cambios que tanto desean. Las Escrituras nos aseguran que cuando esperamos en el Señor, renovamos nuestras fuerzas (véase Isaías 40:31). El ayunar para el Señor es quizás la manera más sincera de esperar en Él.

3. *El ayuno puede arruinar mi salud*. A estas alturas usted

debiera saber que este argumento no tiene ninguna validez. Estas son algunas excusas similares que he oído:

- Ayunar dañará su cerebro.
- Ayunar crea una deficiencia de potasio.
- Ayunar consume sus músculos, destruye su estómago y causa incapacidades físicas permanentes.

Ninguna de esas afirmaciones es cierta, e incluso la más leve investigación comprueba lo contrario.

Nueve motivos para ayunar para el Señor

A lo largo de mis años de enseñanza sobre el ayuno, la pregunta que la gente me hace con mayor frecuencia es: "¿Por qué debo ayunar?" Estos creyentes sinceros conocen a muchos cristianos firmes que nunca han ayunado un solo día en toda su vida. Los pastores de sus iglesias nunca han predicado sobre el ayuno. En realidad, su primera introducción formal al tema vino a través de mi ministerio. No me sorprende que me pregunten a menudo: "¿Por qué debo ayunar?"

Generalmente respondo mediante algunas frases, mediante un seminario de un día o mediante mi serie de casetes de enseñanza. En este libro, sin embargo, puedo contestar completamente esa pregunta. Estas son nueve razones por las cuales ayunamos para el Señor:

1. Para combinar el poder del ayuno con la oración, para obtener resultados más dinámicos.
2. Para parecernos más al Señor.
3. Para efectuar un pedido especial o lograr una meta específica.
4. Para alabar, adorar y honrar al Señor más plenamente.
5. Para recibir una percepción y revelación más profunda del Señor.
6. Para prepararnos mejor para servir a Dios.
7. Para abrir nuestro corazón más plenamente a los hambrientos.
8. Para interceder por los pecados y por las debilidades de los demás.

9. Para desarrollar el dominio propio y mostrar nuestra dedicación al Señor.

Con el propósito de apreciar a fondo cada una de estas razones por las que debemos ayunar para el Señor, quisiera tratar cada motivo separadamente.

Orar y ayunar para obtener resultados dinámicos

No cabe ninguna duda que la combinación del ayuno y la oración produce resultados dinámicos. La combinación de la oración y del ayuno logra lo que ninguno de ambos puede lograr por sí solo. La siguiente carta de una hermana en Cristo demuestra lo que pueden hacer la oración y el ayuno.

> Durante más de seis años, oré por la salvación de mi marido. Después de su seminario sobre el ayuno, decidí probarlo. Mi primer ayuno fue de algunos días en febrero, y pensé que había sido en vano, porque no observé ningún resultado positivo. Sin embargo, en marzo volví a ayunar, pero tampoco observé ningún cambio.
>
> Ahora, dos meses después, tengo la alegría de informar que mi esposo ha entregado su corazón al Señor. Después de seis años de oración, y sólo cuatro meses de oración y ayuno, ¡vivo con un esposo cristiano! ¡Alabado sea el Señor!

Haciendo caso omiso del poder combinado del ayuno y de la oración, casi siempre alguien pregunta: "Pero ¿cómo podemos saber si la oración por sí sola hubiera obtenido la respuesta?

Generalmente contesto: "La oración por sí sola puede ser suficiente. Pero ¿cómo podemos estar seguros?" Si intensificamos nuestras oraciones y aumentamos su eficiencia, ¿no debiéramos hacer todo lo que sea necesario para obtener la respuesta? Si algo es digno de nuestra oración, ¿no es también digno de nuestro ayuno? San Agustín expresó adecuadamente la importancia de esta disciplina: "¿Deseas que tu oración vuele hacia Dios? Dale dos alas: el ayuno y la oración."

Cuando el rey de Nínive proclamó un ayuno después de haber oído la advertencia de Jonás sobre el juicio inminente, él preguntó: "¿Quién sabe si se volverá y se arrepentirá Dios, y se apartará del ardor de su ira, y no pereceremos?" (Jonás 3:9). Cuando la ciudad se arrepintió con oración y ayuno, Dios perdonó a Nínive.

La reina Ester convocó a todos los judíos para que efectuaran un ayuno de tres días, para que ella pudiera recibir los favores del rey y evitar la matanza de su pueblo. Aunque la Biblia no hace ninguna referencia específica a la oración, podemos suponer con seguridad que ellos oraron mientras ayunaban (véase Ester 4:16). Ese ayuno trajo las respuestas a su pedido.

Esos dos ejemplos bíblicos muestran que el ayuno intensifica el poder de la oración. El ayuno nos lleva ante el Señor en total dependencia, mientras pedimos su intervención divina. El ayuno para el Señor añade urgencia a nuestras oraciones. Al combinar la oración y el ayuno, expresamos nuestra absoluta incapacidad para controlar situaciones difíciles y desesperantes. El ayuno es mucho más que una mera abstinencia de comida y de agua. El ayuno proclama al Señor que no somos nada sin Él. Él es nuestra fuerza, nuestra fortaleza y nuestra esperanza en tiempos de angustia. Cuando el Señor ve nuestra fe demostrada por medio del ayuno, siente agrado y por consiguiente bendice nuestra vida.

Llegando a ser más semejantes a Cristo

Cuando Jesús comenzó su ministerio público, fue al río Jordán para ser bautizado por Juan. Mientras Jesús salía del agua, vio los cielos abiertos y al Espíritu que descendía sobre Él. Una voz de los cielos declaró: "Tú eres mi Hijo amado; en ti tengo complacencia" (Marcos 1:11). El Espíritu Santo inmediatamente impulsó a Jesús al desierto, donde efectuó su ayuno.

El ayuno de cuarenta días de Cristo no fue distinto para Él de lo que hubiera sido para usted o para mí. Al final de su ayuno, Jesús tuvo hambre como cualquier otro ser humano. Habiendo completado su ayuno de cuarenta días, su cuerpo estaba en el estado más puro posible aquí sobre la tierra. Con las reservas de su cuerpo agotadas, su hambre retornó. Indudablemente quería comida, pero aún no había vuelto a comer.

Sin embargo, Cristo esperó que Dios cuidara de sus necesidades físicas.

La Biblia no nos proporciona un relato diario del ayuno de Jesús. Pero Cristo fue tentado a la terminación de su ayuno. En respuesta a Satanás, Jesús utilizó el arma más poderosa disponible: la Palabra de Dios. Aun cuando Él no recibió ningún privilegio especial por ser el Hijo de Dios, Jesús aprovechó los mismos recursos que están disponibles para todo cristiano. El tiempo de oración y ayuno de Cristo, nos muestra que la vida consiste en una existencia superior, y que no depende sólo del pan (o de cualquier otro placer material). Debemos vivir "de toda palabra que sale de la boca de Dios" (Mateo 4:4).

El Nuevo Testamento nos exhorta a ser más como Cristo en todo lo que decimos y en todo lo que hacemos. Dios envió a Jesús para que Él fuera nuestro modelo. Jesús nos mandó ser perfectos, tal como nuestro Padre celestial es perfecto (véase Mateo 5:48). ¿Significa esto que debemos imitar a Cristo sólo en algunos aspectos y no en otros? ¿O significa que debemos luchar por ser más como Cristo en todas las esferas de la vida, incluso el ayuno para el Señor?

Ayunando por una petición específica

Cuando una persona ayuna, generalmente tiene una meta en mente. Esto puede ser una oración contestada, una comprensión espiritual más profunda, la sanidad física, fe para efectuar milagros, un nuevo ministerio, o el desarrollo de dones espirituales.

El ayuno de cuarenta días de Jesús nos ofrece un ejemplo de obediencia y de disciplina. Él cosechó beneficios espirituales de este tiempo prolongado de oración y ayuno. Jesús pasó un tiempo valioso solo con su Padre celestial, y recibió el más grande ministerio que la historia jamás haya conocido. Del mismo modo, Dios nos recompensará grandemente por nuestros períodos de oración y ayuno.

Gracias a su experiencia, Cristo podía enseñar a la gente cómo y por qué ayunar. Él dijo a sus seguidores: "Pero tú, cuando ayunes, unge tu cabeza y lava tu rostro, para no mostrar a los hombres que ayunas, sino a tu Padre que está en secreto;

y tu Padre que ve en lo secreto te recompensará en público" (Mateo 6:17,18). Estas recompensas son muy especiales, porque no pueden obtenerse de ninguna otra manera que a través de la oración y del ayuno.

¿Recuerda el padre que le rogaba a Jesús que sanara a su hijo lunático? (véase Mateo 17:14-21). El padre había llevado a su hijo a los discípulos de Jesús para que lo sanaran, pero ellos no habían podido libertarlo. Jesús expulsó al demonio, mientras que sus discípulos no pudieron. Entonces los discípulos le preguntaron aparte: "¿Por qué nosotros no pudimos echarlo fuera? Jesús les dijo: Por vuestra poca fe . . . Si tuviereis fe como un grano de mostaza, diréis a este monte: Pásate de aquí allá, y se pasará, y nada os será imposible" (Mateo 17:19-20). El próximo versículo transforma eso en realidad: "Pero este género no sale sino con oración y ayuno" (Mateo 17:21). En otras palabras, el ayuno purifica nuestra fe para creer que todo es posible con Dios.

Este es el ejemplo más claro y patético de obtener pedidos especiales y específicos mediante el ayuno para el Señor. Si los cristianos ejercitáramos la misma disciplina y ayuno para el Señor, con un corazón recto, entonces también recibiríamos las recompensas tan especiales del Señor.

Para adorar a Dios

Como explicara en el capítulo anterior, glorificamos al Señor cuando abandonamos nuestros caminos egoístas, sensuales e indulgentes. Cuando ayunamos para el Señor, nos despojamos de nuestras necesidades mundanas. Volvemos nuestra vida, nuestra mente y nuestro corazón al Señor. El ayuno es una manera de alabar, adorar y honrar a Dios. Como dicen las Escrituras: "Y [tú] lo venerares al Señor no andando en tus propios caminos, ni buscando tu voluntad, ni hablando tus propias palabras, entonces te deleitarás en Jehová" (Isaías 58:13,14).

Aunque podemos ayunar por un pedido específico de oración o para nuestro propio desarrollo espiritual, también podemos ayunar con el único propósito de acercarnos al Señor, dándole a Él nuestra atención total. Cuanto menos interferencias hayan de las actividades cotidianas y de los cuidados mundanos, tanto más llegaremos a ser una mente y un espíritu con Él. Esto constituye un modo ideal para buscar al Señor. Cuando nuestra atención está plenamente centrada en Dios, somos sensibles a sus suaves impulsos. El Señor puede convencernos de pecado, reasegurarnos de su presencia, o impartir una nueva visión para nuestra vida. Ya que hemos eliminado las distracciones, estamos más abiertos para cumplir su voluntad.

Cuando efectuamos un ayuno de consagración, debemos buscar privacidad. Necesitamos apartarnos totalmente del teléfono, del trabajo, de la radio, de la televisión, del periódico e incluso de las responsabilidades para con la familia y para con los amigos. Bajo estas condiciones de aislamiento autoimpuesto, podemos verdaderamente ayunar: abandonando virtualmente todo lo que es del mundo — especialmente la comida — para que Jesucristo tenga nuestra atención absoluta y nuestra verdadera adoración.

Recibiendo un discernimiento más profundo

Aunque no debiéramos ayunar sólo para recibir discernimiento y visiones, podemos ayunar para el Señor, para que estemos más abiertos a este tipo de cosas. A través de la historia han ocurrido revelaciones genuinas. Estos son algunos ejemplos bíblicos de personas que recibieron revelaciones, mientras ayunaban para el Señor:

Daniel, después de su ayuno de tres semanas, vio una visión. El Espíritu le dijo lo que acontecería a la gente en los últimos tiempos. Aunque estaba en la compañía de varias otras personas, sólo él vio la visión. Él era además el único que había estado ayunando (véase Daniel 10:2-7,17).

Elías, luego de un ayuno de cuarenta días, supo quien le habría de suceder como profeta, y quienes sucederían a los reyes de Israel y de Siria. (véase 1 Reyes 19:8-18).

Moisés, durante su famoso ayuno de cuarenta días, recibió los Diez Mandamientos. (véase Éxodo 24:18; 34:27,28).

El salmista David escribió muchos salmos maravillosos

luego de tiempos de oración y ayuno (véase Salmo 35:13; 69:10; 109:24).

Ana, la profetisa, servía "de noche y de día con ayunos y oraciones" (Lucas 2:37). Por lo que Dios le reveló que el niño que se presentaba en el templo era el Mesías.

Cornelio ayunó y entonces recibió una revelación divina. Un ángel le dijo dónde encontrar a Pedro, quien anunció el evangelio a su familia y amigos (véase Hechos 10:30-32).

Saulo, antes de su conversión y de su llamado como apóstol, viajó a Damasco para perseguir a los cristianos. Repentinamente una luz del cielo lo cegó. Cayó a tierra, y oyó una voz que le decía: "Saulo, Saulo, ¿por qué me persigues?" (Hechos 9:4). Los compañeros de Saulo lo llevaron a la ciudad, donde no comió ni bebió por tres días (véase Hechos 9:9). Luego de su ayuno, el Señor le dijo en una visión que Ananías le impondría las manos para que recobrara la vista, y que también le mostraría cuánto habría de sufrir por causa del Señor (véase Hechos 9:12-18).

Pablo, durante un ayuno de catorce días, naufragó en la isla de Malta. Un ángel del Señor estuvo a su lado; le reveló que comparecería ante César y le dijo que había concedido la vida de todos sus compañeros (véase Hechos 27:3-34). En sus escritos, Pablo hace referencia a sus muchas revelaciones. Estoy convencida de que las experimentó porque había estado "en muchos ayunos" (2 Corintios 11:27).

Los profetas y maestros de la iglesia de Antioquía estaban ayunando y orando cuando el Espíritu Santo apartó a Pablo y a Bernabé para una obra especial. Durante un ayuno en una reunión de oración fueron ordenados como apóstoles (véase Hechos 13:2-3).

¡No me sorprende que en aquellos días hubiera acontecimientos sobrenaturales! Los creyentes del primer siglo ayunaban y oraban con frecuencia. Las visiones, las revelaciones y el profundo discernimiento abundaban entre el pueblo. Por el contrario, hoy el cristiano que recibe mensajes directos de Dios es mirado con sospecha. ¿Por qué estas inspiraciones divinas son tan raras hoy? Dios quiere comunicarse con su pueblo y mostrar su poder a su favor.

¿Por qué los creyentes no experimentan lo sobrenatural en su vida? ¿Será porque el ayuno rara vez acompaña a los servicios especiales y a las reuniones de oración que programamos? ¿Pudiera ser porque llenamos tanto nuestros vientres, con tanta frecuencia? En lugar de considerar a la ligera los hechos sobrenaturales relacionados con el ayuno y la oración, ¿no debiéramos abrirnos al discernimiento y a las revelaciones que podemos experimentar con esta disciplina? Como en los tiempos antiguos, podemos prepararnos para esta clase de comunicación con el Señor mediante el ayuno y la oración. Si más de nosotros ayunáramos para el Señor, nuestra fe y poder serían liberados para efectuar mayores milagros en nuestra propia vida.

La preparación para el servicio

Esta es la razón por la cual debiéramos ayunar para el Señor: para prepararnos mejor para el servicio. El siguiente pasaje de las Escrituras nos exhorta a ayunar para el Señor, para que podamos servirle mejor. También nos promete bendiciones inestimables después que hayamos ayunado, y que hayamos sido inspirados para servir a la humanidad.

¿No es más bien el ayuno que yo escogí, desatar las ligaduras de impiedad, soltar las cargas de opresión, y dejar ir libres a los quebrantados, y que rompáis todo yugo? ¿No es que partas tu pan con el hambriento, y a los pobres errantes albergues en casa; que cuando veas al desnudo, lo cubras, y no te escondas de tu hermano?

Entonces nacerá tu luz como el alba y tu salvación se dejará ver pronto; e irá tu justicia delante de ti, y la gloria de Jehová será tu retaguardia. Entonces invocarás, y te oirá Jehová; clamarás, y dirá él: Heme aquí.

Si quitares de en medio de ti el yugo, el dedo amenazador, y el hablar vanidad; y si dieres tu pan al hambriento, y saciares al alma afligida, en las tinieblas nacerá tu luz, y tu oscuridad será como el mediodía. Jehová te pastoreará siempre, y en las sequías saciará tu alma, y dará vigor a tus huesos; y serás como huerto de riego, y como manantial de aguas, cuyas aguas nunca faltan. Y los tuyos edificarán las ruinas antiguas; los cimientos de generación y generación levantarás, y serás llamado reparador de portillos, restaurador de calzadas para habitar.

Si retrajeres del día de reposo tu pie, de hacer tu voluntad en mi día santo, y lo llamares delicia, santo, glorioso de Jehová; y lo venerares, no andando en tus propios caminos, ni buscando tu voluntad, ni hablando tus propias palabras, entonces te deleitarás en Jehová; y yo te haré subir sobre las alturas de la tierra, y te daré a comer la heredad de Jacob tu padre; porque la boca de Jehová lo ha hablado.

Isaías 58:6-14

Debiéramos leer esos versículos una y otra vez. Debiéramos incluso memorizarlos, para recordarnos de nuestros deberes para con los demás. En un mundo donde el abismo entre los que tienen y los que no tienen es cada vez mayor, necesitamos que se nos recuerde que debemos alimentar a los hambrientos y vestir a los pobres; ayudar a nuestros propios familiares, no importa cuán objetable sea su estilo de vida; traer liberación a los necesitados, quebrando las ligaduras de maldad al llevarlos a la luz y verdad de Jesucristo; abandonar la vanidad, el buscar faltas en los demás, y las actitudes egoístas. Sí, esos son los versículos que nos recordarán cómo podemos ser más semejantes a Cristo.

Al considerar esos grandes recordatorios humanitarios y la promesa de la luz de Cristo en nuestra vida, de la rápida recuperación de nuestra salud, y de la justicia y gloria que nos acompañarán en nuestra vida, no nos olvidemos qué produce todo eso. El efectuar el ayuno escogido por Dios nos inspira a servir a la humanidad. El ayunar para el Señor libera los más profundos deseos cristianos (parecidos a Cristo) dentro de nosotros.

Jesucristo efectuó un ayuno de consagración de cuarenta días en el desierto. Su ministerio público luego de su ayuno, refleja las verdades de Isaías 58. Nuestra adoración, súplica y ayuno para el Señor, deben asimismo producir en nosotros profundos deseos y poder para servir a la humanidad. Lo único que debemos hacer es ayunar en consagración, honrando al Señor, no buscando nuestra voluntad, ni hablando nuestras propias palabras (Isaías 58:13).

Cuando Elmer y yo éramos misioneros en la zona del Canal de Panamá, visitamos una iglesia de Orlando, Florida, pastoreada por nuestros buenos amigos Roy y Pauline Harthern. En esos momentos Paulina estaba terminando un ayuno de dos semanas y decidió darme una ofrenda para comprar un vestido nuevo.

— No debieras hacerlo — le dije.

Cuando vio que no podía convencerme, finalmente abrió su monedero, y los dólares comenzaron a caer al suelo.

— Mira todo el dinero que he ahorrado en artículos del supermercado mientras ayunaba — me dijo ella —. Tú necesitas un bonito vestido nuevo, y Dios me ha dado la posibilidad de comprártelo.

Acepté amablemente su grato regalo. Esa es la clase de entrega desinteresada que el ayuno debe promover en nuestra vida.

Abriendo nuestro corazón a los hambrientos

La experiencia del ayuno, pero no el morirse de hambre, nos permite identificarnos con los que deben privarse de comida involuntariamente. Esta experiencia simulada de pasar hambre que acompaña al ayuno, abre nuestro corazón a nuestro prójimo necesitado. Nos damos cuenta de cómo es sentirse débil y carecer de la fuerza que proporciona la comida. Enfrentamos el temor (aunque simulado) del hambre. Mediante el ayuno, podemos simpatizar más plenamente con los que no han elegido vivir sin comida, que es un modo aterrador de vida.

Hace años pastoreábamos una iglesia en Livermore, California. La familia de George Perkins, de seis miembros, comía una comida de arroz cada semana. Al privarse de la abundancia y variedad de comidas que los norteamericanos disfrutan, se unieron a incontables familias del tercer mundo, que subsisten con una comida tan sencilla. Ofrendaron a las misiones mundiales el dinero de supermercado ahorrado por participar de esta económica comida. Seguramente podemos pensar en modos similares para servir a nuestros hermanos y hermanas. A través de la oración y del ayuno, tal como lo prometen los versículos de Isaías, ni siquiera necesitamos pensar en el cómo. El Señor se cuidará de esto por nosotros, en su propia manera, y a su debido tiempo.

Por último, San Pedro Crisólogo hizo el siguiente comentario sobre la belleza del ayuno escogido por Dios, cuando dijo: "El ayuno es el alma de la oración, y el ayudar a los necesitados es el elemento vital del ayuno."

Intercediendo por los demás

¿Alguna vez se ha entregado a la oración intercesora por las necesidades de los demás? ¿Por qué no se entrega a la oración y al ayuno intercesor? Cuando ponemos a un lado nuestras necesidades, y ayunamos por la sanidad espiritual y por la renovación de los demás, estamos efectuando un "ayuno intercesor". Al Señor le agrada tal sacrificio.

Moisés efectuó el ayuno intercesor en su trato con los israelitas. Durante ese tiempo, Dios le dio los Diez Mandamientos. Cuando Moisés comenzó a descender del monte, se dio cuenta de que toda la nación se había entregado a la idolatría. En ese momento, decidió efectuar un ayuno intercesor a favor del pueblo. Leamos la historia, tal como la relata Moisés:

> Entonces tomé las dos tablas y las arrojé de mis dos manos, y las quebré delante de vuestros ojos. Y me postré delante de Jehová como antes, cuarenta días y cuarenta noches; no comí pan ni bebí agua, a causa de todo vuestro pecado que habíais cometido haciendo el mal ante los ojos de Jehová para enojarlo. Porque temí a causa del furor y de la ira con que Jehová estaba enojado contra vosotros para destruiros. Pero Jehová me escuchó aun esta vez. Contra Aarón también se enojó Jehová en gran manera para destruirlo; y también oré por Aarón en aquel entonces.
> Deuteronomio 9:17-20

Moisés tenía la típica personalidad que piensa y actúa en nombre de un cuerpo de personas. También observamos la personalidad corporativa cuando una persona, sea un profeta, un sacerdote, o un rey, representa un cuerpo de personas en una causa determinada. Moisés cumplió este papel cuando llevó sobre sí la carga del pecado de la nación, por medio de la oración y del ayuno intercesor.

Ezequiel constituye otro ejemplo de personalidad corporativa, cuando se acostó sobre su costado durante cuarenta días para cargar el castigo de la casa de Judá. Dios le dijo: "llevarás la maldad . . .[un] día por [cada] año" (Ezequiel 4:5,6).

Del mismo modo, podemos entregarnos a un ayuno consagrado por causa de los demás. En realidad, nos paramos en la brecha por ellos. Nos arrepentimos por los pecados de nuestro país, de nuestros amigos y de nuestra familia. Lógicamente, nadie puede aceptar el perdón del Señor en nombre de otros. Ellos mismos deben arrepentirse. Pero podemos interceder a su favor, ayunando y orando para que abran el corazón al amor perdonador del Señor.

Jesús nos dio un ejemplo cuando intercedió por los demás, mientras estaba colgado sobre la cruz. Con puro amor, Él dijo: "Padre, perdónalos, porque no saben lo que hacen" (Lucas 23:34). Al pensar en el ejemplo de Jesús, a menudo recuerdo como mi madre se arrodillaba en oración. Desde el tiempo en que aprendí a caminar, puedo recordarla arrodillándose al lado de su cama, mientras las lágrimas caían por sus mejillas. Toqué las húmedas lágrimas que cubrían sus mejillas con mi pequeña mano. Ella me rodeó con su brazo, me atrajo hacia sí y me susurró al oído: "Mamita está bien. Sólo está orando por los que no conocen a Cristo."

Después que Jesús enseñó acerca de la manera correcta de dar, de orar y de ayunar, Él les dijo a sus discípulos: "Haceos tesoros en el cielo, donde ladrones no minan ni hurtan" (Mateo 6:20). Al interceder, mi mamá decía que estaba "llevando ovejas a los pies de nuestro buen pastor, Jesús". Las ovejas son nuestros tesoros. Jesús dijo: "Porque donde esté vuestro tesoro, allí estará también vuestro corazón" (Mateo 6:21).

Dios mismo declaró el poder de la oración y del ayuno

intercesor. "Si se humillare mi pueblo, sobre el cual mi nombre es invocado, y oraren, y buscaren mi rostro, y se convirtieren de sus malos caminos, entonces yo oiré desde los cielos, y perdonaré sus pecados, y sanaré su tierra. Ahora estarán abiertos mis ojos y atentos mis oídos a la oración en este lugar" (2 Crónicas 7:14,15).

Desarrollando la disciplina

El ayuno, un medio riguroso para cultivar el dominio propio, también mide la profundidad de nuestra dedicación al Señor. Efectuar un ayuno significa estar quietos, mientras permitimos al Espíritu de Dios que nos guíe. Mientras ayunamos, libramos una guerra contra los deseos de la carne, contra el egoísmo, contra la rebelión, contra el orgullo, y contra otras armas de Satanás que buscan nuestra destrucción personal. Mientras ayunamos para el Señor, también entablamos una guerra con Satanás. Nuestra naturaleza espiritual y nuestra naturaleza carnal entran en combate frente a frente.

Tenemos la potencialidad de llegar a ser lo bastante fuertes espiritualmente como para vencer toda tentación que pudiera interrumpir nuestra comunión con nuestro Padre celestial. Cuando aparecen el apetito pervertido y las inevitables seducciones de la comida mientras ayunamos, debemos buscar al Señor y apoyarnos en su fuerza. Al ayunar nos disciplinamos para confiar en Dios. Aprendemos que Él cuidará de nosotros en nuestros momentos de mayor necesidad, pero a su tiempo, y en su manera.

Esta lección final que debemos aprender al ayunar para el Señor es también la lección más importante. Mientras descubrimos el significado auténtico y personal de la obediencia y del dominio propio mediante el ayuno, llegamos a valorar la plenitud de Dios. La sencilla Escritura tantas veces citada, y tan pocas veces analizada, encuentra un nuevo poder: "No sólo de pan vivirá el hombre" (Mateo 4:4).

A la luz de estas nueve buenas razones para efectuar un ayuno espiritual, no debemos preguntarnos: "¿Por qué ayunar para el Señor?", sino: "¿Por qué *no* ayunar para el Señor?"

13

"Cuando ayunes . . ."

El hombre me desafió con estas palabras: "Se nos ha mandado que oremos. Se nos ha mandado que demos. Pero muéstreme un solo versículo en el Nuevo Testamento donde se nos mande ayunar." Aceptó que el pueblo de Dios ayunaba con frecuencia en la Iglesia primitiva. Pero ese cristiano moderno sostuvo: "¡Dios nunca les mandó que lo hicieran!"

Comprendo la curiosidad en su razonamiento. Hasta que yo estuve abierta al concepto del ayuno, encontraba toda clase de formas para excluirlo racionalmente de mis pensamientos. Ayunar significaba privarse de comida, y no quería perder mis comidas. El ayuno no era un tema popular, y no quería ser catalogada como una persona distinta o rara.

El ayunar para el Señor no llegó a ser una parte significativa de mi vida hasta que el Señor me guió a una mayor entrega a Jesucristo. Eso no significa que sea más espiritual que quienes no ayunan. Sólo puedo decir que el ayuno era el próximo paso, y un paso necesario, en mi crecimiento como cristiana.

Si podemos aceptar la oración y el dar como formas de adoración practicadas hoy por el pueblo de Dios, ¿por qué no aceptamos el ayuno? Las Escrituras nos revelan que ayunar para el Señor ocupa un lugar de la misma importancia que estas otras dos prácticas. El Sermón del Monte de Jesús presenta las lecciones más directas sobre dar, orar y ayunar que podemos encontrar en la Biblia. El Señor advirtió contra dar, orar y ayunar como actos puramente externos que producen vanagloria, que nos asemejan a los fariseos. Más bien esos versículos dan instrucciones correctivas que nos enseñan cómo glorificar a Dios en nuestra vida diaria.

Cuando des

En su Sermón del Monte, Jesús contrastó cómo se debe dar y cómo *no* se debe dar. Su enseñanza se opuso a la falsa piedad de los líderes religiosos. Su lección sobre el dar se aplica tanto a nosotros, como se aplicó a quienes lo escucharon predicarla por primera vez:

> Guardaos de hacer vuestra justicia delante de los hombres, para ser vistos de ellos; de otra manera no tendréis recompensa de vuestro Padre que está en los cielos. Cuando, pues, des limosna, no hagas tocar trompeta delante de ti, como hacen los hipócritas en las sinagogas y en las calles, para ser alabados por los hombres; de cierto os digo que ya tienen su recompensa. Mas cuando tú des limosna, no sepa tu izquierda lo que hace tu derecha, para que sea tu limosna en secreto; y tu Padre que ve en lo secreto te recompensará en público.

Mateo 6:1-4

Jesús enseñó a sus discípulos a dar en secreto. No debemos jactarnos ante el mundo acerca de lo que damos, ni cómo lo damos. No debemos dar para recibir la aprobación o la alabanza de los demás. El Señor recompensa nuestro dar, si no lo hacemos con el deseo orgulloso del reconocimiento personal. En lugar de eso, debiéramos dar para agradar a nuestro Padre celestial. Jesús promete que Dios nos recompensará en público por esto.

"En lo secreto" no significa que nadie debe saber de la dádiva; significa que debemos dar silenciosa y humildemente, sin estridencias y sin buscar el aplauso de los demás. Jesús no puede haber querido decir que toda dádiva deba hacerse sin que nadie se entere. Si eso fuera cierto, no podríamos nunca llenar un cheque para la iglesia, ni hacer una promesa para el fondo de construcción.

Cuando ores

Cristo llevó una vida de oración, buscando la comunión de su Padre celestial mucho antes de comenzar la actividad cotidiana. A menudo se retiraba de las multitudes para obtener nueva fortaleza y dirección en la presencia de Dios. Además de vivir una vida de oración ejemplar, Cristo nos enseñó también cómo debemos orar y cómo *no* debemos orar.

> Y cuando ores, no seas como los hipócritas; porque ellos aman el orar en pie en las sinagogas y en las esquinas de las calles, para ser vistos de los hombres; de cierto os digo que ya tienen su recompensa. Mas tú, cuando ores, entra en tu aposento, y cerrada la puerta, ora a tu Padre que está en secreto; y tu Padre que ve en lo secreto te recompensará en público. Y orando, no uséis vanas repeticiones, como los gentiles, que piensan que por su palabrería serán oídos. No os hagáis, pues, semejantes a ellos; porque vuestro Padre sabe de qué cosas tenéis necesidad, antes que vosotros le pidáis.
>
> Mateo 6:5-8

Las lecciones del Señor son claras. Debemos orar privadamente, en nuestro corazón, es decir, en nuestro "aposento". Jesús no quiso decir que nunca debamos orar en público. Si así fuera, no podríamos congregarnos y orar en la iglesia como cuerpo de Cristo. Aunque podamos orar en grupo, debe ser una oración secreta, personal y de corazón. No debemos orar de tal modo que hagamos ostentación. Nunca debemos orar para impresionar a los demás con una orgullosa justicia propia.

Tal como en el caso de dar correctamente, Jesús nos promete que si oramos con un corazón limpio, el Señor nos recompensará en público. Lógicamente, la recompensa más obvia será la respuesta a la oración. Cuando los cristianos oran con los motivos correctos, de acuerdo con las instrucciones de Cristo, reciben una recompensa espiritual.

Cuando ayunes

En el Sermón del Monte, Jesucristo enseñó la lección que constituye el tema principal de este libro: cómo *no* ayunar para el Señor y cómo ayunar para el Señor:

> Cuando ayunéis, no seáis austeros, como los hipócritas; porque ellos demudan sus rostros para mostrar a los hombres que ayunan; de cierto os digo que ya tienen su recompensa. Pero tú, cuando ayunes, unge tu cabeza y lava tu rostro, para no mostrar a los hombres que ayunas, sino a tu Padre que está en secreto; y tu Padre que ve en lo secreto te recompensará en público.
>
> Mateo 6:16-18

Al igual que con sus lecciones sobre el dar y sobre la oración, las instrucciones de Jesús sobre el ayuno son perfectamente claras. Debemos ayunar con el espíritu correcto. No debemos ir de aquí para allá con un rostro solemne, aparentando ser víctimas abnegadas. Jesucristo nos instruye específicamente a no ayunar para ser vistos por los hombres "como los hipócritas . . . [que] demudan sus rostros", tratando de ganarnos la simpatía de los demás. Ni debemos ayunar para ser reverenciados, ni para ganarnos la admiración por medio de un espíritu engañoso de piedad farisaica o santurrona. Nunca debemos ayunar con el espíritu de un actor melodramático que busca la alabanza del público. Necesitamos considerar el ayuno, como cualquier otra clase de autodisciplina, como un medio para glorificar al Señor mientras crecemos en la gracia. Si perdemos esto de vista, el ayuno se transforma en un simple ritual, en una acción egoísta para ganar la gracia o el favor de Dios, o en un acto hueco de falsa piedad.

El efectuar un ayuno debe ser una respuesta madura al Espíritu Santo que nos habla. El ayuno es un mensaje puro para nosotros y para Dios, que guardamos "las palabras de su boca más que mi comida" (Job 23:12). Debemos ayunar con el mismo espíritu con que debemos dar y orar, humildemente y con un corazón recto. Y cuando ayunamos, como cuando damos y oramos, Jesús promete que Dios nos recompensará en público.

Tal como no todas las oraciones se efectúan en un aposento secreto, y así como no todas las dádivas se dan en secreto, tampoco se espera que todo ayuno pase completamente inadvertido. El Señor dio a sus discípulos el mismo mensaje con relación al dar, con relación a la oración, y con relación al ayuno. No debemos anunciar el ayuno espiritual, aparentando estar demacrados, encanecidos o enfermos para ganarnos la simpatía del mundo. El tratar de impresionar a los demás con nuestra supuesta espiritualidad, revela una motivación equivocada. Si efectuamos el ayuno de esa manera, el Señor nos advierte que el aplauso y la simpatía que recibiremos serán nuestra única recompensa. De esta manera, los que ayunan perderían completamente los beneficios espirituales de la recompensa de nuestro Padre celestial.

¿Por qué comprendemos las enseñanzas de Cristo sobre el dar y sobre la oración, pero interpretamos mal sus instrucciones sobre el ayuno? Dividiremos la respuesta en dos partes. En primer lugar, al vivir en nuestra cultura de abundancia, nos resulta más fácil dar dinero de nuestras billeteras que negarle comida a nuestra boca. También es más fácil pasar algunos minutos en oración que negarnos nuestros apetitos y placeres. En segundo lugar, la mayoría de nosotros no recibimos instrucciones ni aliento para ayunar. Si algo recibimos cuando hablamos del tema, son represiones, tácticas atemorizantes o indiferencia. La presión de los semejantes y el querer buscar el modo fácil de llegar a Dios ganan siempre la batalla sobre el ayuno.

Algunos hacemos del ayuno algo sin atracción alguna. Tratamos de seguir las instrucciones de Jesús con demasiada rigidez. Quizá las interpretamos mal involuntariamente, dándole más importancia a mantener el secreto de un ayuno que en poner el énfasis sobre la adoración y la comunión con el Señor. Con esta interpretación errónea de las Escrituras, no nos sorprende que el ayuno se ha vuelto difícil. ¿Con qué frecuencia puede alguien hacer algo por un período de tiempo, especialmente por días o semanas, completamente en secreto? ¿Pudiera ser ése otro motivo por el cual descuidamos el ayuno?

Durante uno de nuestros seminarios sobre el ayuno que

efectuamos en Albuquerque, Estados Unidos, un hombre nos dijo lo siguiente: "A mi esposa no le gusta que yo ayune. En realidad, se enoja cuando no como con ella." Más tarde nos reveló que nunca le decía que estaba ayunando hasta que la comida estaba lista. Estaba tratando de guardar el "secreto" del ayuno. ¿Qué esposa apreciaría tal sorpresa? Un hombre debiera avisar con tiempo a su mujer que se va a privar de sus placeres culinarios durante ese día, diciéndole sencillamente: "Hoy voy a ayunar, así que no cenaré esta noche." Eso no es sólo cortesía normal, ¡es también sentido común!

Algunas personas tratan de ser tan reservadas sobre el ayuno que llaman la atención de los demás haciéndoles preguntarse qué ocurre. Esos que ayunan de manera secreta se sientan en el merendero con sus amigos y, cuando alguien pregunta por qué están tomando sólo agua, no quieren dar explicaciones. Por último, alguien se da cuenta y les susurra a los demás: "Creo que Guillermo está ayunando." Se evitaría el sigilo y la torpeza de tales situaciones si los que han decidido ayunar simplemente explicaran: "Por favor, discúlpenme por no pedir, pero hoy estoy ayunando."

Si el que ayuna desea explicar la razón de su ayuno, su explicación puede ser incluso una oportunidad para que sus amigos lo apoyen en oración. De no ser así, no es necesaria ninguna explicación extensa sobre las virtudes del ayuno. Basta una breve explicación. No se ha quebrado ninguna regla bíblica.

Disciplinas similares

En Mateo 6, Cristo supuso, sin lugar a dudas, que como cristianos que aman a Dios, daríamos, oraríamos y ayunaríamos espontáneamente. Su principal preocupación era enseñarnos cómo practicar estas disciplinas, y cómo *no deben* practicarse. Cada una de esas tres formas de adoración — dar, orar y ayunar — están entrelazadas en el tiempo y en el espíritu del Sermón del Monte. Observe, por ejemplo, la construcción paralela de cada uno de los tres mensajes:

1. Jesús advirtió a sus discípulos cómo *no se debe* dar, orar y ayunar.

2. Él les advirtió que sólo recibirán una recompensa terrenal si pasaban por alto su advertencia.
3. Él les enseñó cómo se debe dar, orar y ayunar.
4. Él les aseguró que, si seguían sus instrucciones, Dios los recompensaría en público.

Jesús empleó intencionalmente una construcción paralela idéntica en estos versículos, para enseñar a todos los cristianos que estas tres disciplinas — dar, orar y ayunar — debieran tener una importancia similar en sus vidas. Observe las palabras que Él escogió en los siguientes versículos:

"*Cuando*, pues, des limosna . . ." (Mateo 6:2).

"Y *cuando* ores . . ." (Mateo 6:5).

"*Cuando* ayunéis . . ." (Mateo 6:16).

Las palabras clave son los indicativos de tiempo, que son idénticos en cada versículo: *cuando*. Observe que Jesús no empleó la expresión "si" en sus enseñanzas. El Señor supuso que sus oyentes practicaban cada una de las tres disciplinas. Él quería darles una enseñanza correctiva sobre cómo efectuar cada una con el espíritu correcto. Podemos inferir de este pasaje que Jesús entrelazó juntos el dar, el orar y el ayunar, uno tan esencial como el otro, para crear el tejido resistente de la vida cristiana plena.

¿Por qué la Iglesia ha reconocido el dar y el orar como elementos del compromiso cristiano hacia el Señor, mientras que pasa por alto o cuestiona el ayuno? Un estudio de las Escrituras demuestra fácilmente que hay tantas o más evidencias a favor del ayuno que a favor del dar, y casi tanta evidencia a favor del ayuno que a favor de la oración. Por esta razón, ¿no nos resulta extraño que comprendamos las exhortaciones del Señor sobre el dar y sobre la oración, pero que nuestra atención decaiga cuando leemos sus principios sobre el ayuno?

¿Por qué descuidamos el ayuno?

Aún hoy podemos recibir los beneficios de las enseñanzas de Jesucristo en su Sermón del Monte. Pero también necesitamos información fundamental sobre el ayuno. Aún oramos; aún damos, pero vacilamos acerca del ayuno. ¿Por qué sucede eso? ¿Por qué el ayuno ha sido relegado a una práctica de la Iglesia primitiva y a algo que apenas sucede hoy? Aparte de todas las demás razones que explican por qué excluimos el ayuno de nuestra vida hoy, las siguientes tres razones merecen nuestra consideración:

1. *Descuidamos el ayuno porque tememos el abuso.* Casos aislados y raros de un abuso horrible del ayuno nos hacen sentir que es mejor dejar el ayuno para los antepasados. A principios de la década de los años ochenta oí acerca de un hombre devoto en Chicago que murió de rodillas durante el sexagésimo día de su ayuno. Tal abuso del ayuno no da ninguna gloria al Señor. Los ayunos prolongados, sobre todo en un estado de agotamiento o de mala salud, requieren supervisión, a fin de evitar tragedias.

El ayuno cayó en el abuso durante la edad media. Recuerde que el ayuno tiene una larga historia. Los fariseos practicaban el ayuno como un símbolo de orgullo espiritual. Durante la edad media esta práctica recobró su popularidad. Las mejillas demacradas y los cuerpos esqueléticos, eran señales características de los hombres más espirituales. A medida que la verdadera espiritualidad fue declinando, los creyentes se volvieron a cualquier rito que pudiera otorgarles la apariencia de una verdadera espiritualidad. La práctica del ayuno fue favorita, especialmente entre los monjes. El ayuno como forma de adoración, fue privado de su poder espiritual. Prevalecieron los formalismos y el rito.

Como disciplina, el ayuno cayó bajo las más rígidas reglas durante esta época del obscurantismo. En especial los monjes, practicaban la autoflagelación y la automortificación, en un esfuerzo por purificarse por medio del ayuno. Se abusó del ayuno. Aunque quizá nunca hayamos estudiado esas épocas históricas, la leyenda del ayuno como abuso se ha incorporado a nuestra vida. Esas leyendas nos brindan un motivo perfectamente válido para descuidar su práctica en nuestra vida cotidiana.

2. *Descuidamos el ayuno a causa del engaño.* Dentro de esta razón para dejar el ayuno a los antepasados, están todos los pensamientos racionales presentados en este libro. El engaño es otro sinónimo de racionalización.

Las grandes cadenas de productos alimenticios y los medios de difusión, han colaborado para inundarnos con mensajes instándonos a comer. Estamos abrumados con avisos comerciales que nos dicen que debemos comer tres abundantes comidas diarias, suplementadas con abundantes refrigerios, y con pausas en el medio para tomar café. Nos engañamos pensando que si saltamos siquiera una sola comida, ya estamos al borde del precipicio del síndrome clínico del hambre.

Pero no somos engañados únicamente por los industriales y por los comerciantes. El engaño también está en nosotros. El autoengaño se presenta en la forma de compartir todas las leyendas, mitos y conceptos equivocados que hemos escuchado:

"¿No destruye el ayuno los tejidos sanos del cuerpo?"

"Si ayuno, me vuelvo tan débil que no puedo trabajar. ¿Cuántos de nosotros podemos tomarnos tiempo del trabajo para eso?"

"He oído que usted puede dañar su salud en forma permanente por medio del ayuno. ¡Hasta puede matarlo!"

"Intenté ayunar en dos ocasiones, y me di por vencido. No podía hacer otra cosa que pensar en la comida. Así que llegué a la conclusión que sería mejor comer, ¡o me iba a volver loco pensando en la comida!"

En base a lo que hemos aprendido sobre el ayuno hasta ahora, estas afirmaciones parecen ridículas. Ya que nuestra mente está constantemente pensando en la comida, este es un excelente motivo por el cual necesitamos ayunar, para que la comida no domine nuestro pensamiento, y para que nuestro vientre no se convierta en nuestro dios.

La afirmación más espantosa de autoengaño que jamás haya oído, vino de una bien conocida cantante cristiana. Ella pesaba más de 130 kilos cuando explicó seriamente por qué había abandonado el ayuno para enriquecer su vida espiritual: "He oído que el ayuno destruye las células del cerebro."

Tal como mencioné en un capítulo anterior, experimentados científicos y médicos que han supervisado cientos de miles de ayunos en este siglo, pueden verificar la falsedad del pensamiento de esta mujer. Cuando ayunamos, el cuerpo se alimenta de sus reservas, de sus tejidos no esenciales, y de sus tejidos de desecho y tejidos enfermos.

3. *Descuidamos el ayuno a causa de nuestra ignorancia.* Cuando nadie sabe nada acerca de algo, nadie lo hace. Todos dicen que el ayuno fue para los tiempos antiguos, así que ¿por qué debiera sentirse inclinado a ayunar el cristiano del siglo veinte?

He estado en la iglesia toda mi vida. Nunca he escuchado mucho acerca del ayuno, y menos actualmente. Claro que leo acerca del ayuno en la Biblia. Cuando examiné los escritos de los grandes santos, descubrí que la mayoría de ellos ayunaba. ¡Pero nosotros no somos santos! Como la mayoría de los creyentes, nunca hemos aprendido a aplicar el ayuno a nuestras propias vidas. Simplemente, hemos vivido en ignorancia.

Sí, la ignorancia sobre la práctica del ayuno abunda, aún entre los líderes cristianos más experimentados. Un estudiante de seminario comprobó esto, cuando publicó los resultados de una encuesta que efectuó para su tesis de licenciado en teología. Envió un cuestionario a más de trescientos líderes de la iglesia. Su pregunta final era: "¿Cree usted que el ayuno contribuiría al desarrollo de su vida cristiana?"

Estos fueron los resultados de la encuesta:

- 5 contestaron "Sí". (Algunos condicionaron sus respuestas, con afirmaciones tales como: "Si lo efectúo correctamente", o "sólo si el Espíritu Santo me guía.")
- 32 contestaron "No". (Uno contestó "¡No! ¡No! ¡No!")
- 83 contestaron "Quizás", "Posiblemente", "No estoy seguro", o "Necesito pensar más acerca de esto."

Aun cuando esta encuesta no tiene valor estadístico, ya que el muestreo fue pequeño, los resultados indican cuán poco sabe el pueblo de Dios acerca del ayuno. Lo que es peor aún, los líderes de nuestra iglesia han estado dispuestos a pasar por alto la sección sobre el ayuno del sermón más famoso que jamás se haya pronunciado.

La única manera de expulsar las tinieblas del abuso, del engaño y de la ignorancia acerca del ayuno consiste en colocarnos a la plena luz de Jesucristo. El Sermón del Monte es toda la verdad que necesitamos conocer para convencernos de la importancia del ayuno. Sin duda, el ayuno debiera ser una parte tan importante de nuestra vida espiritual como lo son dar los diezmos y la adoración piadosa.

Podemos encontrar otros pasajes bíblicos que echan fuera las tinieblas que rodean el ayuno. Considere el mandato específico de ayunar que se encuentra en el Antiguo Testamento, y que gira alrededor del día de la expiación. Además, los judíos tuvieron otros tiempos de ayuno. La reina Ester instituyó un ayuno anual, denominado el ayuno de Purim. Los profetas a menudo proclamaron ayunos con fines específicos, de corta duración, mientras llamaban al pueblo a humillarse delante de Dios.

Algunos ejemplos de personas que ayunaron incluyen a Moisés, Ana, Samuel, David, Elías, Ester, Daniel, Esdras, Nehemías, Ana la profetisa y al apóstol Pablo. ¿Todavía duda de que el ayuno era un camino bien usado para conocer el corazón de Dios? Estas son algunas personas bien conocidas que ayunaron:

- Ana, después de haber sido vituperada, ayunó y oró a Dios, para que Él le diera un hijo (véase 1 Samuel 1:1-7).
- Samuel condujo al pueblo a un ayuno en Mizpa, a causa de sus caminos pecaminosos (véase 1 Samuel 7:5-6).
- David ayunó cuando el hijo que le había dado Betsabé se estaba muriendo. (véase 2 Samuel 12:15,16).
- Daniel ayunó cuando buscó la guía especial de Dios (véase Daniel 10:1-12).
- Ester ayunó antes de formular su pedido al rey Asuero (véase Ester 4:15,16).
- Pablo y Bernabé ayunaron antes de nombrar los ancianos (véase Hechos 14:23).
- Los líderes de la iglesia en Antioquía ayunaron antes de encomendar a Pablo y a Bernabé como sus primeros misioneros (véase Hechos 13:1-3).

Algunos grandes líderes de la iglesia cristiana fueron verdaderos defensores del ayuno: Santa Teresa de Ávila, Martín Lutero, Juana de Arco, Juan Calvino, Juan Knox, Juan Wesley, Juan Bunyan, Jonatán Edwards, David Brainerd y Carlos Finney. Todas estas personas creían en el ayuno, y lo tenían en alta estima. Eso no lo hace obligatorio. Pero quienes buscan más del Señor en su vida, quizás querrán agregar el ayuno a las ofrendas y a la oración, a fin de buscarlo a Él más plenamente.

La gente habla a menudo de su deseo de caminar más cerca del Señor. No pongo en duda ese deseo. Pero si queremos tener esa preciosa intimidad con Dios, necesitamos utilizar todos los recursos que el Señor nos ofrece. El Sermón del Monte indica los tres medios más poderosos para obtener esa cercanía: debemos dar, orar y ayunar.

14

Cómo ayunar para el Señor

Durante meses los fondos para nuestro ministerio por televisión mermaron constantemente. A causa de nuestra dedicación de llegar al mundo de habla hispana con el evangelio, Elmer y yo no podíamos comprender por qué nuestros recursos estaban decayendo. Oramos. Trabajamos duro. Sin embargo, los viajes constantes de Elmer para recaudar fondos apenas podían mantener el programa *Buenos amigos* en el aire.

Usamos hasta el último centavo recaudado para cubrir los gastos de oficina y los sueldos del personal. Apenas podíamos pagar a nuestra secretaria de tiempo parcial y a nuestro hijo Chris, quien producía nuestros programas de televisión. Ambos estaban ya soportando privaciones al trabajar para nosotros. Sin embargo, a veces tenían que esperar semanas para cobrar sus sueldos. Yo me sentía mal cuando tenía que pedirles que esperaran. En medio de lo que parecía un fracaso, hablé vehementemente de confiar en el Señor, y eso hicimos. Pero no vimos ninguna señal visible de mejoría.

Sólo nos ocupamos de nuestras necesidades personales después de haber pagado las cuentas de nuestro ministerio. Con demasiada frecuencia apenas logramos cubrir los gastos de nuestro ministerio, sin que sobrara nada. La presión de los acreedores que reclamaban su dinero me llevó a un estado de máxima incapacidad y frustración. Al no haber prácticamente dinero de producción, no podíamos aprovechar las oportunidades para agregar nuevos programas. Nuestros viejos programas ya habían cumplido su ciclo, y pocas emisoras querían seguir trasmitiéndolos.

"Si el Señor quiere que continuemos con esta parte de nuestro ministerio, entonces Él proveerá el dinero — le dije a mi esposo con firmeza —. Además, si no tenemos el dinero para sostener nuestro ministerio, no siento que sea correcto usar nuestro dinero del alquiler para pagarlo." No me importaba hacer sacrificios personales cuando sabía que Dios nos estaba guiando. Sin embargo, también creía que el Señor cuida de los suyos. Como cristianos y como buenos mayordomos, debiéramos tener suficiente dinero para pagar nuestras cuentas y para satisfacer nuestras necesidades.

No estaba en realidad poniendo en tela de juicio al Señor, sino que me preguntaba en qué estábamos fallando. Mi pesado corazón me impulsaba a la soledad para abrirme al Señor sin interrupción. Elegí un lugar aislado en Death Valley para pasar ocho días a solas con Dios. Mis caminatas matinales comenzaban el día en comunión con Él. Decidí, por medio de la oración y del ayuno, encontrar el camino de regreso al orden, a la paz y a la prosperidad gozosa en nuestra vida.

Me levanté antes del amanecer y salí para lo que sería la primera de ocho caminatas por el desierto. Había estado anteriormente allí muchas veces, y anticipaba los grandiosos amaneceres en el desierto cada día. La belleza de Death Valley siempre tenía un efecto calmante sobre mí, y siempre me sentía cerca del Señor en ese lugar.

Durante la primera caminata matinal, comencé a orar. Pronto sentí una angustia agonizante dentro de mí. Mi lengua parecía pegada al paladar. Me apreté el pecho. El dolor emotivo amenazaba quitar todo aliento de mi cuerpo.

Los recuerdos de sermones diciéndome que sea específica en mis oraciones resonaban en mis oídos. Tomé otro suspiro profundo para quitar el dolor aplastante de mi pecho. Susurré: "Señor, ¿cómo puedo ser específica, cuando ni siquiera sé cómo o qué pedir en oración? Si conociera la respuesta, ¡no tendría este problema!" Sólo podía señalar mi dilema y rogar: "Señor, fíjate en qué confusión estamos. ¿Cómo debo orar? ¿Cómo puedo orar?"

Regresé luego a mi cabaña rústica y me senté sobre la cama. Abriendo la Biblia en la Epístola a los Romanos, eché un vistazo, sin saber por dónde comenzar. Leí página tras página, pero nada captó mi atención, hasta que llegué al capítulo ocho:

> Pues qué hemos de pedir como conviene, no lo sabemos, pero el Espíritu mismo intercede por nosotros con gemidos indecibles. Mas el que escudriña los corazones sabe cuál es la intención del Espíritu, porque conforme a la voluntad de Dios intercede por los santos.
>
> Romanos 8:26,27

Al leer este pasaje sentí un gran alivio. Ya no me preocupaba ser específica. Tenía la confianza de que el Espíritu Santo conocía no sólo mis necesidades, sino también la mejor manera de satisfacerlas. Luego de comenzar a orar, percibí al Espíritu de Dios orando a través de mí.

Oré de una manera nueva, con un gemido que comenzó desde lo más profundo de mi ser. Sintiendo al Espíritu de Dios orar por medio de mi cuerpo, me derramé en intensa intercesión. Mi angustia se transformó en una gran aflicción. Estaba profundamente afligida. La contricción por el fracaso, y la angustia por la debilidad, luchaban dentro de mí. Gemí sin pronunciar palabra, como si esperara que llegase una nueva fuerza para poder regresar a la lucha espiritual.

La próxima mañana, percibí vívidamente que Satanás se nos había opuesto. Percibí su poder y determinación para vencerme a mí y a nuestro ministerio familiar. Esta era una batalla que debía ganar. El denuedo reemplazó al dolor aplastante en mi pecho, y derramé mi enojo sobre él. Sola en el desierto, me regocijé mientras elevaba mi voz para reprender a Satanás.

Luché para recuperar de Satanás la libertad que legítimamente nos correspondía. Luché para restaurar la paz en nuestro hogar, que ahora sufría las presiones mundanas de Satanás. Luché para que se quebrara la presión de Satanás sobre nuestro ministerio televisivo. Luché por orden, por paz y por una prosperidad gozosa para nuestra vida, en el nombre de Jesucristo.

Esta lucha espiritual y esta guerra en oración expresaba la verdad de este versículo:

Porque no tenemos lucha contra sangre y carne, sino contra principados, contra potestades, contra los gobernadores de las tinieblas de este siglo, contra huestes espirituales de maldad en las regiones celestes.

Efesios 6:12

Entre los cactos y la arena, me di cuenta de que Jesús había derrotado a Satanás en un desierto parecido a éste, lo que me dio más energías. Cuando finalizó mi batalla de oración, supe que también yo había triunfado sobre Satanás. Tomé los despojos de la victoria, mi libertad, mi paz y mi gozo, y regresé a la cabaña.

La tercera mañana, evalué cuidadosamente nuestro ministerio durante los últimos veinte años. Al comienzo, Dios nos había llamado a Elmer y a mí para llevar a cabo su visión. El Señor nos había dicho claramente que íbamos a tener este ministerio, que habríamos de continuar en él, y que iba a prosperar. Simplemente necesitábamos cambiar el modo en que llevábamos a cabo el ministerio en respuesta al llamado de Dios.

Al terminar la semana, había reclamado una victoria sobre Satanás. Sin ninguna duda, sabía que él estaba derrotado. Agotada por esta lucha espiritual, quería quedarme un poco, descansando en la buena gracia del Señor. No estaba lista para dejar mi escondite, pero mi programa de trabajo no me permitía quedarme por más tiempo.

El momento no era adecuado para hablar de mi triunfante batalla en oración con nadie, así que me mantuve en silencio al regresar. Decidí esperar, alabando al Señor por nuestra victoria, aunque las circunstancias exteriores no habían cambiado durante mi ausencia.

Durante mi primer día de regreso a la oficina, nuestro hijo Chris me saludó con entusiasmo.

— ¡Mamá, tengo una gran idea! ¿Recuerdas ese especial de Navidad que hicimos hace algunos años? La música sigue siendo actual, y tiene incluso una excelente dramatización. Nunca lo pusimos mucho tiempo en el aire, así que pocas personas lo han visto. Aún está en el estante de nuestra sala de video. ¿Por qué no lo duplicamos y lo ofrecemos a la estaciones que solían trasmitir nuestros programas? Quizá lo trasmitan para esta Navidad, sin ningún costo para nosotros.

Sabiendo que los espacios en los medios de difusión no son gratuitos, ni siquiera en las radios y televisoras cristianas, y que las estaciones seculares donde generalmente trasmitimos nuestros programas cobran aún más, vacilé y dije:

— Está bien.

— ¡Espera un momento! — interrumpió Chris, mientras sus ojos se iluminaban con entusiasmo —. ¿Por qué no pedirle a las estaciones que *compren* el programa?

Este era un enfoque revolucionario. No conocíamos a nadie que jamás hubiera vendido un programa cristiano a estaciones seculares. Sin embargo, Elmer y yo lo alentamos para que llevara adelante el proyecto.

Chris hizo llamadas por teléfono, duplicó las cintas, se ocupó de todos los arreglos y envió el programa mediante mensajeros a las estaciones, para que llegara a tiempo para la Navidad. ¡La idea dio resultado! Las estaciones lo trasmitieron gratuitamente, o bien pagaron por el privilegio de hacerlo. Más de doscientas estaciones seculares de televisión con alcance en quince países latinoamericanos trasmitieron el programa. ¡En un país reemplazamos el noticiero vespertino para Nochebuena!

Ajustamos nuestras prioridades, las finanzas mejoraron, y pronto teníamos el control, todo con la ayuda del Dios Omnipotente. No soy tan presumida como para creer que todo sucedió sólo por mis oraciones. Elmer, Chris y nuestra hija Kim, también ayunaron y oraron.

¿Por qué no habíamos pensado antes en este plan? Creo que debimos desarrollarlo en la lucha con oración y ayuno. Mi parte fue reclamar una victoria sobre nuestro adversario durante mi tiempo de oración en el desierto. Dios nos liberó. El ayuno y la intercesión habían contribuido a liberar el poder creativo del Señor en Chris.

Mi lamento fue cambiado en gozo, tal como lo promete Isaías 61:3. Esa espectacular respuesta al ayuno, junto con las reflexiones sobre mis propias experiencias, despertaron mis ansias por descubrir más acerca de esta disciplina descuidada. Comencé a estudiar los pasajes que nos enseñan la manera adecuada de ayunar para el Señor.

El vino y los odres

En primer lugar, estudié el concepto del vino viejo y los odres viejos, comparados con el vino nuevo y los odres nuevos. Esta metáfora o parábola me ayudó a comprender el nuevo orden del ayuno en el Nuevo Testamento. Jesús explicó la metáfora de la siguiente manera:

> Nadie pone remiendo de paño nuevo en vestido viejo; porque tal remiendo tira del vestido, y se hace peor la rotura. Ni echan vino nuevo en odres viejos; de otra manera los odres se rompen, y el vino se derrama, y los odres se pierden; pero echan el vino nuevo en odres nuevos, y lo uno y lo otro se conservan juntamente.
>
> Mateo 9:16,17

Jesús nos enseñó cómo cultivar una relación más profunda con Dios. Tenemos la responsabilidad de llevar vidas piadosas y llenas de propósito. A través de sus enseñanzas y de su ejemplo, Jesús reveló el plan divino en su plenitud, para ayudarnos a cumplir la voluntad de Dios.

La ley del Antiguo Testamento es la voluntad escrita de Dios, dada a una nación determinada para un período determinado de tiempo, hasta la venida del Hijo de Dios. La ley mosaica es inmutable y continúa siendo una preparación profética para la segunda venida de Cristo. La ley mosaica también preparó el camino para la primera venida de Cristo.

Jesús presentó las prácticas neotestamentarias de dar, orar y ayunar, las cuales reemplazaron a las antiguas, y que aún conservan su validez. En su sermón, Jesús nos advirtió para que no transformáramos estas prácticas en un simple ritual y en una falsa piedad. Dios quiere que demos, que oremos, y que ayunemos, sólo con los motivos más puros, exclusivamente para Aquel que ve en lo secreto.

Sin embargo, la nueva y más grande ley de justicia que el Señor nos trajo, nos coloca en un régimen de honor. Las normas, reglas y formalidades, ya no deben agobiarnos. Ahora debemos permitir que el Espíritu Santo nos guíe en el cumplimiento de la voluntad de Dios. Jesucristo nos enseñó a motivarnos mediante el amor en todo lo que hacemos.

El Señor dio nuevas instrucciones sobre el ayuno, que anularon las costumbres y tradiciones del Antiguo Testamento, es decir, los odres viejos. Al utilizar la metáfora de los odres nuevos y de los odres viejos, sus oyentes percibieron que las viejas costumbres eran los odres viejos. También comprendieron que Cristo trajo vino nuevo para llenar a sus seguidores. Por lo tanto, Él tenía que preparar los odres nuevos, las nuevas maneras, para la preservación de ambos.

¿Y qué acerca del luto?

En muchas partes de las Escrituras se emplea el término *aflicción* o *luto* en lugar de ayuno. Por ejemplo, cuando Daniel se refirió a su ayuno de veintiún días, él dijo: "En aquellos días yo Daniel estuve *afligido* por espacio de tres semanas" (Daniel 10:2, cursivas añadidas).

El Nuevo Testamento también apoya esa verdad. Cuando los discípulos de Juan el Bautista preguntaron por qué ellos ayunaban y los discípulos de Jesús no lo hacían, Jesús respondió: "¿Acaso pueden los que están de bodas tener *luto* entre tanto que el esposo está con ellos? Pero vendrán días en que el esposo les será quitado, y entonces ayunarán" (Mateo 9:15, cursivas añadidas). Jesús empleó la palabra *luto* para indicar que mientras Él estaba con sus discípulos, mientras el esposo estuviera presente, no era el momento adecuado para ayunar. También dijo que sus discípulos ayunarían cuando el esposo les fuera quitado. Pero gracias a la expectativa de su segunda venida, el ayuno sería practicado con un nuevo significado. El luto se mezclaría con gozo (véase Isaías 61:3).

Ayunar sería un triste recuerdo de lo que pasó en la semana de la Pascua, pero también se mezclaría con la confianza interior y la fe sencilla en su segunda venida. El ayuno del Nuevo Testamento, en consecuencia, tiene algo nuevo y distinto de las prácticas anteriores. La base del cristiano para ayunar — el sacrificio de Jesús — y la confianza interior, la fe, y el gozo motivado por su amor, hacen del ayuno una experiencia totalmente distinta al tradicional ayuno judaico. Dios ha liberado a sus hijos del pecado. Con esa libertad, también disfrutamos de nuestra gloriosa salvación, que nos da una base nueva y más firme para ayunar para el Señor.

Durante ese período histórico, el ayuno marcaba generalmente un momento crítico o un momento de luto. ¡La vida de Jesús sobre la tierra marcó un tiempo de gozosa celebración! ¿Por qué querrían los discípulos tener luto mientras el esposo estaba con ellos? ¡Nadie podría estar triste en su presencia! Si los convidados al matrimonio no pueden tener luto, sería imposible para ellos ayunar, porque invariablemente ambas cosas iban juntas. Históricamente, por lo tanto, este período de banquetes y de celebración compartido por los discípulos de Jesús en su presencia, era una excepción.

Jesús subrayó el espíritu de la era final que comenzaría con Él. Por esta razón, sus discípulos no fueron conocidos por ayunar. Aunque la nueva era comenzó con Él, el ayuno continuaría como señal de adoración sobre esta tierra. El Señor también dijo que sus discípulos tendrían luto después que el esposo les fuera quitado. Pero a causa de la esperanza de su segunda venida, el ayuno sería practicado con un nuevo significado. El luto se mezclaría con gozo (véase Isaías 61:3).

El ayuno sería un triste recuerdo de lo que sucedió ese fin de semana de Pascua, pero también estaría mezclado con la confianza interior y la fe sencilla en su segunda venida. En consecuencia, el ayuno del Nuevo Testamento era algo nuevo y distinto de las prácticas anteriores. La base cristiana para el ayuno — el sacrificio de Jesús — y la confianza interior, la fe y el gozo motivados por su amor, hacen del ayuno una experiencia totalmente distinta al tradicional ayuno judaico. Dios ha libertado a sus hijos del pecado. Con esa libertad, también disfrutamos nuestra gloriosa salvación, que nos da una base nueva y más fuerte para ayunar para el Señor.

Mateo empleó la expresión "lloran" en lugar de "ayuno", porque ella caracterizaba cómo los cristianos esperan la segunda venida de Cristo. Podemos inferir de las Bienaventuranzas que la palabra "llorar" puede incluir el ayuno, y es probable que lo incluyera en la Iglesia primitiva. "Bienaventurados los que lloran (esto probablemente incluya "los que ayunan"), porque ellos recibirán consolación" (Mateo 5:4). Al comentar sobre Mateo 5:4, un autor escribe lo siguiente:

> Su don de la felicidad es para quienes lloran por sí mismos. Ellos perciben sus fracasos, y quieren hacer algo acerca de eso. Ellos se lamentan porque no han vivido plenamente a la altura de su comprensión de los reclamos de Dios sobre sus vidas.[1]

Aunque los escritores bíblicos no siempre emplearon una palabra o frase determinada, tal como "llorar", "guardar luto" o "ayunar" para registrar los tiempos en que el pueblo ayunó para el Señor, hay muchos casos de lamentación o profunda tristeza en que los antepasados indudablemente ayunaron.

1. Ante una derrota en la batalla (véase Jueces 20:25,26.)
2. Por haber recibido noticias tristes (véase Nehemías 1:4).
3. Ante una plaga (véase Joel 1:2-4;13,14; 2:12-15).
4. Ante la amenaza de desastre (véase 2 Crónicas 20:1-3; Ester 4:3; 9:30,31).

No se cubra de cilicio y ceniza

El Señor instruyó cuidadosamente a sus discípulos haciendo referencia a los defectos de los fariseos. "Cuando ayunéis, no seáis austeros como los hipócritas; porque ellos demudan sus rostros para mostrar a los hombres que ayunan; de cierto os digo que ya tienen su recompensa" (Mateo 6:16). Jesús les advirtió a sus seguidores que el ayuno para aparentar piedad tenía una motivación equivocada. El ayuno sería entonces nada más que un ejercicio para mostrar al mundo cuán devoto era uno y cuánto dominio propio tenía, en lugar de ser una expresión de verdadera adoración. Jesús condenó este ayuno cuando era una exhibición ostentosa de orgullosa religiosidad.

Jesús sabía que los fariseos habían elegido a propósito los

días lunes y jueves para ayunar, porque esos días coincidían con los días de feria en el mercado. La gente del campo llenaba los pueblos, y muchos iban a Jerusalén. Quienes ayunaban por exhibición tenían un mayor público en aquellos tiempos. Los fariseos caminaban por las calles vestidos con una arpillera andrajosa llamada cilicio, y se echaban ceniza en el rostro, como señal de su sacrificio.

El vestirse de cilicio había simbolizado originalmente un espíritu angustiado. Isaías dijo que ese "espíritu angustiado" sería tornado en un "manto de alegría" (Isaías 61:3). Isaías profetizó que esa vestidura de luto expresaría con el tiempo alabanza y gratitud en lugar de un espíritu angustiado.

Ese luto, o espíritu angustiado, había sido el ambiente del ayuno en el Antiguo Testamento: la gente sentía una pesada carga por sus propias necesidades, y por las necesidades de los demás. El ayuno del Nuevo Testamento debe aún conservar esa seriedad, pero debe traer también alabanza, gozo y gratitud al que ayuna. Cada vez que Jesús sintió compasión, Él respondió positivamente a la situación. Esta misma compasión impulsa a los creyentes sensibles que tienen espíritus afligidos a responder con oración y ayuno intercesores.

Aparte de usar cilicio, los fariseos se blanqueaban el rostro con ceniza, con el propósito de acentuar su palidez. Durante un ayuno no se bañaban ni se lavaban ninguna parte del cuerpo. Los hombres no se cortaban la barba. Eso les ayudaba a tener el aspecto de sacrificio y de tristeza que se esperaba que tuvieran los santos que ayunaban.

El ayuno, que había comenzado como un acto de genuina contricción y de profundo dolor por el pecado, se transformó finalmente en un rito. El incómodo cilicio simbolizaba el auto-sacrificio, y las cenizas simbolizaban sufrimiento. Ambos habían sido ideados para provocar la admiración de los transeúntes, para luego captar su gran simpatía. ¿Cómo respondió Jesús a esta demostración pública pretenciosa de lo que debiera haber sido una disciplina secreta e interior? Les dijo a sus discípulos: "De cierto os digo que ya tienen su recompensa" (Mateo 6:16).

Unge tu cabeza con aceite

Jesús censuró la falsa piedad de los fariseos, pero también instruyó a sus discípulos cómo ayunar. "Pero tú, cuando ayunes, unge tu cabeza y lava tu rostro" (Mateo 6:17). Estas instrucciones eran opuestas a la práctica normal de su época. Los fariseos prohibían estrictamente lavarse el rostro y ungirse la cabeza durante un ayuno.

Al igual que los fariseos, los antepasados no usaban el aceite durante un ayuno. Ya que el aceite representaba gozo, se usaba normalmente para ungir reyes, sacerdotes y profetas. El ungir con aceite era una práctica común durante las épocas de fiesta y de alegría, pero nunca durante los tiempos de angustia y de luto. La ley judía prohibía el uso del aceite durante el ayuno, o durante el luto. Considere estos ejemplos del Antiguo Testamento, donde se hace referencia al ungir:

1. Durante el ayuno de Daniel, él dijo: "Yo Daniel estuve afligido por espacio de tres semanas. No comí manjar delicado, ni entró en mi boca carne ni vino, ni me ungí con ungüento, hasta que se cumplieron las tres semanas" (Daniel 10:2,3).

2. Joab conspiró para reconciliar a David con Absalón. Contrató a una mujer sabia, que fingía estar de duelo, y le indicó: "[Viste] ropas de luto (cilicio), y no te unjas con óleo" (2 Samuel 14:2).

3. Cuando David interrumpió su ayuno, se ungió, significando que el ayuno había terminado. "Entonces David se levantó de la tierra, y se lavó y se ungió, y cambió sus ropas, y entró a la casa de Jehová, y adoró. Después vino a su casa, y pidió, y le pusieron pan, y comió" (2 Samuel 12:20).

4. Isaías profetizó que Cristo habría de dar "óleo de gozo en lugar de luto" (Isaías 61:3). La instrucción de Jesús de ungir la cabeza con aceite durante un ayuno, representaba los nuevos odres diseñados para contener el nuevo vino.

Jesús cambió las costumbres relacionadas con la unción, de una vez y para siempre. El lavarse el rostro y ungirse la cabeza con aceite llegaron a ser el nuevo modo de ayuno. Los discípulos de Cristo no necesitaban untarse el rostro con ceniza. Jesús les dijo "lava tu rostro" (Mateo 6:17). Isaías profetizó este cambio:

"A ordenar que a los afligidos de Sion se les dé gloria en lugar de ceniza" (Isaías 61:3).

Soporta la aflicción

El ayuno está también relacionado con la aflicción. Esdras declaró: "Y publiqué ayuno allí junto al río Ahava, para afligirnos delante de nuestro Dios" (Esdras 8:21). El libro de Levítico registra el único ayuno que Dios mismo convocó en la Biblia: "Y esto tendréis por estatuto perpetuo: En el mes séptimo, a los diez días del mes, afligiréis vuestras almas, y ninguna obra haréis, ni el natural ni el extranjero que mora entre vosotros" (Levítico 16:29).

"Afligir vuestras almas" indica nuestro arrepentimiento por nuestras malas acciones. Dios ordenó que los israelitas conmemoraran el día más importante de aflicción en su calendario con un ayuno. Él podría haber elegido un banquete, pero no lo hizo. Esto muestra el valor que Dios le asignaba a la práctica del ayuno.

Las Escrituras nos dicen: "Humillaos delante del Señor, y él os exaltará" (Santiago 4:10). En la Biblia, la gente se humillaba por medio del ayuno. El Señor promete que tal humillación será bien recompensada.

> Si se humillare mi pueblo, sobre el cual mi nombre es invocado, y oraren, y buscaren mi rostro, y se convirtieren de sus malos caminos, entonces yo oiré desde los cielos, y perdonaré sus pecados, y sanaré su tierra. Ahora estarán abiertos mis ojos y atentos mis oídos a la oración en este lugar.
>
> 2 Crónicas 7:14,15

David mencionó la práctica del ayuno para el Señor en sus salmos. "Pero yo, cuando ellos enfermaron, me vestí de cilicio; afligí con ayuno mi alma" (Salmo 35:13). En otro salmo él escribe: "Lloré afligiendo con ayuno mi alma" (Salmo 69:10).

El ayuno brinda la oportunidad para mostrar una humillación personal ante Dios e implorar su misericordia, no para forzar su mano. El rey de Nínive exhortó a su pueblo a ayunar, a arrepentirse y a implorar misericordia. Él exhortó a sus ciudadanos: "Clamen a Dios fuertemente . . . ¿Quién sabe si se volverá y se arrepentirá Dios, y se apartará del ardor de su ira, y no pereceremos?" (Jonás 3:8,9).

Pero toda esta modestia tiene su recompensa. En ninguna parte se presenta más claramente la rica recompensa del ayuno para el Señor, que en las palabras de Jesús: "El que se humilla será enaltecido" (Mateo 23:12).

La negación del yo

La humildad y la negación de sí mismo son las dos caras de la misma moneda espiritual. A fin de poder negarnos a nosotros mismos para el beneficio de otra persona, debemos tener humildad en nuestro corazón. Cristo efectuó el llamado más grande para que nos neguemos a nosotros mismos, cuando Él dijo: "Si alguno quiere venir en pos de mí, niéguese a sí mismo, y tome su cruz, y sígame" (Mateo 16:24).

Dentro de esta máxima negación de "tomar la cruz" está la negación inherente al ayuno para el Señor. El ayuno nos niega aquello que legítimamente nos corresponde: el gozo de comer. Al ayunar para el Señor, participamos en el sufrimiento redentor de Cristo. Al ayunar para el Señor, contestamos su llamado para negarnos a nosotros mismos por causa de la cruz.

En una ocasión me pregunté: *¿Por qué es tan importante que me niegue a mí misma?* De inmediato pensé en un niño consentido que siempre obtiene lo que quiere. Nadie puede soportar el estar acompañando a gente egoísta que no tiene ninguna profundidad, ninguna integridad y ninguna fuerza de carácter. El practicar la negación del yo construye el carácter. Nuestros actos personales de negación de sí mismo nos alientan a buscar al Señor más plenamente, y a parecernos más a Cristo.

Las Escrituras señalan el valor de la negación de sí mismo: "Porque si vivís conforme a la carne, moriréis; mas si por el Espíritu hacéis morir las obras de la carne, viviréis" (Romanos 8:13). El llamado del Señor a que nos neguemos nos asegura una recompensa.

"Dad, y se os dará" (Lucas 6:38). Jesús prometió: "El que halla su vida, la perderá; y el que pierde su vida por causa de mí, la hallará" (Mateo 10:39). El camino para glorificar a Dios y parecernos más a Cristo es el camino angosto de la negación de sí mismo. Y ¿qué manera más exigente hay para negar al yo que ayunar para el Señor?

Aunque había escuchado acerca de la negación del yo durante toda mi vida, no comprendí la realidad de esta verdad hasta que nació nuestro primer hijo. Chris tenía cinco días de edad cuando lo trajimos del hospital para casa. Pocos días después, Elmer decidió invitarme a cenar afuera a las siete de la tarde. Alrededor de las cinco de la tarde comencé a preparar a nuestro nuevo bebé para que saliera con nosotros. Lo bañé, lo vestí y lo alimenté. Preparé la fórmula, llené las botellas, doblé los pañales y preparé la bolsa de pañales.

Sintiéndome un poco cansada, me senté en la cama para recuperar la respiración. Miré al reloj y descubrí que ya eran las siete de la tarde. Era la hora de salir, y todavía no estaba lista. Ese fue un despertar brusco. Me dije: "Lee, nunca va a ser lo mismo. Tu estilo de vida ha cambiado radicalmente. Ya no tendrás mucho tiempo para ti misma." Me vestí rápidamente, y salimos a cenar un poco tarde. En los años siguientes, aprendí rápidamente a reajustar mi programa de actividades para acomodar a Chris. Ya no tenía tiempo de sobra para mí. Estaba aprendiendo a negarme a mí misma por causa de mi hijo. Algunos de los privilegios que había disfrutado y dado por establecidos, fueron sacrificados por amor. No resentía el sacrificio. Estaba contenta de hacerlo por causa del amor.

La maternidad me ha enseñado una de las lecciones más preciosas de la vida: la persona egocéntrica nunca encontrará la realización del gozo. ¿Por qué? Porque la vida cristiana es un proceso continuo de crecimiento espiritual por medio de la negación del yo.

El amor de Cristo no es barato. Cristo no nos ofrece la salvación como algún rezago descartado descuidadamente en la sección de ofertas de un supermercado. El amor de Cristo no viene fácilmente. Al fin y al cabo, ¡nada bueno se consigue gratis y fácilmente! ¡La salvación le costó a Cristo su propia vida! Maravillosos privilegios y serias responsabilidades acompañan al don de la salvación.

El apóstol Pedro dijo: "Puesto que Cristo ha padecido por

nosotros en la carne, vosotros también armaos del mismo pensamiento; pues quien ha padecido en la carne, terminó con el pecado, para no vivir el tiempo que resta en la carne, conforme a las concupiscencias de los hombres, sino conforme a la voluntad de Dios" (1 Pedro 4:1,2).

El apóstol Pablo también expresó la belleza y el alto precio del amor de Cristo: "A fin de conocerle, y el poder de su resurrección, y la participación de sus padecimientos, llegando a ser semejante a él en su muerte" (Filipenses 3:10). Pablo reconoció que el sacrificio de Cristo es mucho más que justo en su transacción. "Pues tengo por cierto que las aflicciones del tiempo presente no son comparables con la gloria venidera que en nosotros ha de manifestarse" (Romanos 8:18).

El ayuno nos purifica

El acto de sacrificio del ayuno para el Señor nos conduce a una mejor comprensión de nuestra relación con nosotros mismos, con los demás, con el mundo y con Dios por medio de Cristo. El ayuno consume nuestro egoísmo. Cuando ayunamos nos sometemos voluntariamente a la caldera del renunciamiento, mientras resignamos uno de los placeres más grandes de la vida. El ayuno es la fundición donde somos purificados. Sus fuegos refinan nuestra fe; sus llamas separan las impurezas de la base de nuestro verdadero carácter en Cristo; sus ráfagas de calor purifican nuestro corazón.

Después del ayuno nos transformamos en cristianos templados y fuertes, con dominio propio. La escoria y las brasas de nuestros vehementes deseos sensuales nos son quitados durante el ayuno. El ayuno es el horno del Señor en el cual se derrite y se quita nuestra escoria terrenal, para que el oro puro remanente sea fundido en el propósito de Dios. Hoy el ayunar para el Señor ha llegado a ser prácticamente un arte perdido. Sin embargo, no debemos subestimar su valor. El ayuno produce una obra de arte — el cristiano valiente y desinteresado — que no puede ser creada por medio de ningún otro proceso de refinamiento.

Podemos apreciar el deseo ardiente de los discípulos de Cristo de quitar la escoria humana de la tentación, de las ansias vehementes y del egoísmo de sus vidas mediante el ayuno. Podemos comprender por qué ellos optaron por ayunar para el Señor, a fin de acelerar este proceso. El ayuno y la oración llevan a la cruz las tentaciones, las ansiedades y el egoísmo. Sacrificamos la carne por amor a aquel banquete de bodas donde comeremos con el esposo. Nuestro amor es perfeccionado y nuestra alma es purificada mediante el ayuno para el Señor. Cuando nuestro peregrinaje se realza con el ayuno para el Señor, aumentamos inmensamente la plenitud de nuestra vida.

El ayuno y la oración del Nuevo Testamento cobran un nuevo significado y propósito. Jesús enseñó a sus discípulos que oraran: "Venga tu reino. Hágase tu voluntad, como en el cielo, así también en la tierra" (Mateo 6:10). El ayuno y la oración contribuyen a que se cumpla la voluntad de nuestro Padre celestial en la tierra. Dios cumple su voluntad para el mundo por medio de sus fieles intercesores.

Las nuevas instrucciones para el ayuno dadas en el Sermón del Monte eran parte del programa de Cristo para su nuevo reino. El Señor atacó las prácticas impías, para asegurarse de que sus seguidores no imitaran a los judaizantes o a los fariseos, que se aferraban a ritos viejos y muertos. El ayuno cristiano debía ser completamente nuevo y decididamente distinto, especialmente en lo que se refiere a la motivación interna.

El Señor se preocupaba por el hombre interior. Él pidió a sus seguidores que ayunaran sólo con el más puro de los motivos (véase Mateo 6:17,18). Ya que el ayuno exige el máximo de disciplina, los cristianos necesitan comprender el verdadero propósito de Dios. Una vez que aceptemos y practiquemos el ayuno como un deber cristiano, vendrán las recompensas. El poder de la comida será cambiado por el poder milagroso del ayuno.

15

Preguntas sobre el ayuno

uando la gente asiste a nuestros seminarios "Génesis 1:29", a menudo tiene sentimientos confusos acerca del ayuno. Muchos jamás han ayunado en toda su vida. Algunos han ayunado por períodos breves, pero nunca han considerado los ayunos más prolongados: el de consagración y el terapéutico. Otros se preguntan si el ayuno en realidad brinda beneficios espirituales y físicos.

La mayoría de nuestros seminarios incluyen una sesión animada de preguntas y respuestas. Nuestro diálogo informativo despeja el temor, corrige los conceptos equivocados y alienta a la gente a ayunar con sentido común. En este capítulo contestaremos cinco de las preguntas más usuales que se nos hacen en nuestros seminarios.

1. Quisiera ayunar, pero temo que no podré perseverar. ¿Cómo puedo vencer este temor?
2. ¿Cómo debo prepararme para un ayuno?
3. ¿Cómo puedo controlar el irresistible deseo vehemente de comer?
4. ¿Cómo debo interrumpir mi ayuno?
5. ¿Qué clase de dieta debo seguir después de un ayuno?

Quizás usted se esté formulando algunas de estas preguntas. Consideremos cada una de ellas individualmente.

Sobrepóngase al temor a ayunar

Como se ha explicado en capítulos anteriores, usted debe vencer el temor de que el ayuno dañará su cuerpo. Usted no se morirá de hambre mientras ayuna. La información contenida en este libro debiera despejar todo temor que usted pudiera haber abrigado.

El temor de ayunar es una de las contraindicaciones para el ayuno. Ya sea que el ayuno se efectúe por razones espirituales o terapéuticas, el temor puede alterar el equilibrio emocional del que ayuna, y entorpecer el resultado. El tener fe en el ayuno y el mantener un equilibrio emocional durante el ayuno es tan importante que los médicos especializados en higiene natural nunca recomiendan ayunar a quienes no están dispuestos. ¿Por qué? El temor altera el equilibrio neurológico, hormonal, fisiológico y bioquímico del cuerpo y puede, en casos extremos, causar la muerte, ya sea que esté ayunando o no. La evidencia médica prueba que las personas a quienes se priva de alimentos a causa de un desastre natural se mueren prematuramente, mucho antes de llegar al síndrome clínico del hambre. Se murieron, no por ayunar, sino por causa de las toxinas endógenas venenosas que el cuerpo creó por un temor intenso y crónico de quedarse sin comida.

Ya que el equilibrio emocional contribuye a la eficiencia del ayuno, recomiendo a la gente considerar en oración cuándo será el momento más adecuado para ayunar. Si su fe en el ayuno es fuerte, los momentos de disturbio emocional pueden ser los mejores para descansar en el Señor y ayunar. Pero si el disturbio emocional lo afecta demasiado, quizás deba continuar comiendo comidas normales hasta que se restablezca el equilibrio. En términos generales, aconsejo a las personas no ayunar cuando estén agobiadas por disturbios emocionales. Las siguientes situaciones causan tensiones adicionales:

1. El trauma de la separación o del divorcio.
2. La pérdida de un ser querido.
3. El embarazo y la lactancia después del nacimiento.
4. Situaciones de tensión que causan enojo, extrema ansiedad o cualquier otro esfuerzo emocional intenso.

Lógicamente, hay excepciones. Usted debe ser sensible al Espíritu Santo para discernir su voluntad. Aunque usted pueda estar sufriendo angustia, tensión, o un esfuerzo emocional intenso, Dios aún puede guiarlo a ayunar. ¿Cómo puede saberlo? Hágase las siguientes preguntas:

1. ¿He recibido un mensaje especial del Señor para que ayune?
2. ¿He llegado a un lugar de desesperación espiritual, y he perdido momentáneamente el deseo de ingerir comida?
3. ¿He decidido ayunar por un problema específico de salud?

Espero que este libro lo haya convencido de que no debe temer el ayuno. Ya usted debe estar ganando confianza en esta disciplina que ha sido descuidada. Si usted comprende los siguientes tres puntos, puede vencer el temor a ayunar:

1. El ayuno no daña nuestro cuerpo. El ayuno practicado con moderación y equilibrio, en realidad *beneficia* al cuerpo.
2. La mayoría de las personas pueden ayunar muchos días, aún varias semanas, alimentándose de las reservas almacenadas en el cuerpo.
3. El cuerpo siempre avisa cuando ha terminado el ayuno y requiere comida. A menos que efectuemos el ayuno de consagración o el ayuno completado, no debiéramos preocuparnos por la transición entre el ayuno y el síndrome clínico de hambre.

Con este conocimiento, podemos emprender un ayuno libre de temores, para que estemos fisiológicamente listos para óptimos resultados.

Preparándose para su ayuno

¿Cómo puede prepararse espiritualmente para un ayuno? Creo que la mejor manera es llenar su corazón y su mente con la Palabra de Dios. Su cuerpo se alimenta de sus reservas durante un ayuno, pero usted debe alimentar su espíritu. Durante un ayuno, comprendemos que "no sólo de pan vivirá el hombre" (Mateo 4:4).

El ayuno nos brinda una oportunidad para negarnos los deseos de nuestra carne. Durante ese tiempo, ya no somos siervos del pecado, en esclavitud a la comida. La vieja naturaleza ha sido crucificada con Cristo. Somos "nuevas criaturas" en Cristo (2 Corintios 5:17). Recuerde estas verdades espirituales durante su ayuno.

Estos son algunos de mis pasajes bíblicos favoritos mientras medito durante un ayuno:

> Andad en el Espíritu, y no satisfagáis los deseos de la carne. Porque el deseo de la carne es contra el Espíritu, y el del Espíritu es contra la carne; y éstos se oponen entre sí, para que no hagáis lo que quisiereis.
>
> Gálatas 5:16,17

> Sed sobrios y velad; porque vuestro adversario el diablo, como león rugiente, anda alrededor buscando a quien devorar.
>
> 1 Pedro 5:8

> Vestíos de toda la armadura de Dios, para que podáis estar firmes contra las asechanzas del diablo.
>
> Efesios 6:11

> No reine, pues, el pecado en vuestro cuerpo mortal, de modo que lo obedezcáis en sus concupiscencias; ni tampoco presentéis vuestros miembros al pecado como instrumentos de iniquidad, sino presentaos vosotros mismos a Dios como vivos de entre los muertos, y vuestros miembros a Dios como instrumentos de justicia.
>
> Romanos 6:12,13

> Te alabaré; porque formidables, maravillosas son tus obras; estoy maravillado, y mi alma lo sabe muy bien.
>
> Salmo 139:14

> Y cualquiera cosa que pidiéremos la recibiremos de él, porque guardamos sus mandamientos, y hacemos las cosas que son agradables delante de él.
>
> 1 Juan 3:22

Si, pues, coméis o bebéis, o hacéis otra cosa, hacedlo todo para la gloria de Dios.

1 Corintios 10:31

Hijo mío, está atento a mis palabras; inclina tu oído a mis razones. No se aparten de tus ojos; guárdalas en medio de tu corazón; porque son vida a los que las hallan, y medicina a todo su cuerpo.

Proverbios 4:20-22

¿Cómo debe prepararse físicamente para un ayuno? Ya que muchas personas experimentan un gran descenso del nivel de azúcar en la sangre cuando abandonan sus dietas habituales con alto contenido en grasas y en azúcar, usted querrá privarse de estas comidas uno o dos días antes de su ayuno. Si tiene un alto consumo de café o de té, reduzca gradualmente la cafeína de su dieta. Los que ayunan generalmente sufren dolores de cabeza, un síntoma de supresión de su consumo generalmente grande de cafeína y de azúcar. El eliminar esas comidas antes del ayuno disminuirá la probabilidad de sufrir dolores de cabeza, desvanecimientos y deseos vehementes.

Venciendo las tentaciones de Satanás

Sólo porque haya decidido consagrar un ayuno para el Señor, no espere que sea una tarea fácil. Satanás puede atacarlo con gran regularidad y con una fuerza aún mayor. Recuerde que usted está siendo refinado en oro espiritual mediante esos ataques. ¡No tema! Use la Palabra de Dios como un arma poderosa contra esos ataques de interrumpir el ayuno e incursionar en el refrigerador.

Si usted ha sido tentado alguna vez a comer durante un ayuno, no es la única persona que ha experimentado los dardos de fuego del enemigo. Consideremos el pasaje de la tentación de Jesús durante su ayuno:

Entonces Jesús fue llevado por el Espíritu al desierto, para ser tentado por el diablo. Y después de haber ayunado cuarenta días y cuarenta noches, tuvo hambre. Y vino a él el tentador, y le dijo: Si eres Hijo de Dios, di que estas piedras se conviertan en pan. Él respondió y dijo: Escrito está: No sólo de pan vivirá el hombre, sino de toda palabra que sale de la boca de Dios.

Entonces Jesús le dijo: Vete, Satanás, porque escrito está: Al Señor tu Dios adorarás, y a él sólo servirás. El diablo entonces le dejó; y he aquí vinieron ángeles y le servían.

Mateo 4:1-4,10,11

¡Jesús efectuó su ayuno de consagración con el propósito de ser tentado por el diablo y vencerlo! Este es un motivo suficiente para ayunar para el Señor: ¡reclamar la victoria sobre el diablo en su vida, para que pueda servir mejor al Señor! Luego de su ayuno en el desierto, Jesús comenzó el ministerio más milagroso que el mundo jamás haya visto.

Si el diablo hubiera ido a Jesús antes de su ayuno de consagración, y lo hubiera seducido con comida, poder y vanagloria, Jesús podría haber sucumbido. Pero después de haber consagrado su vida a Dios mediante ese ayuno prolongado, Jesús no fue seducido por las tentaciones mundanas que Satanás presentó ante Él. Al fin y al cabo, ¡la lucha no es tan dura cuando lo que el tentador ofrece no es atractivo! Aunque Jesús no había comido por cuarenta días y cuarenta noches, su comida espiritual lo sostuvo bien, aún a través de los ataques de las tentaciones de Satanás.

Jesús recibió ricas recompensas por vencer la tentación. Aunque no había efectuado ningún milagro antes de su ayuno, de inmediato entró en su nuevo ministerio. Jesús tenía los más grandes dones de Dios a su disposición: la capacidad para conocer lo que había en el corazón de los hombres; el don de la enseñanza; la capacidad de sanar, de echar fuera demonios y de efectuar milagros.

Ya que Jesús no había efectuado ni siquiera un solo milagro, el transformar las piedras en pan podría haber sido el primero. Podría haber sentido ansiedad por utilizar su nuevo poder. Conociendo a fondo la naturaleza humana, Satanás sabiamente cronometró su presentación ante Jesús, porque ese podría haber sido el momento más vulnerable de su vida.

Satanás astutamente desafió a Jesús empleando la palabra "si".

"Si eres Hijo de Dios . . ." (Mateo 4:3). Jesús acababa de pasar cuarenta días ayunando en íntima comunión con Dios. Durante este tiempo, Jesús comprendió su propia divinidad más que nunca. Jesús podría haber reaccionado con el típico orgullo humano, respondiendo: "¿Qué quieres decir con 'si' yo soy el Hijo de Dios? ¡Te lo mostraré con mi poder de obrar milagros!" Satanás tentó a Jesús para que usara su poder recién adquirido para un motivo egoísta, y para que transformar las piedras en pan a fin de que interrumpiera de inmediato su ayuno.

Jesús podría haber transformado las piedras en pan. Además, Él podría haber sucumbido ante las otras dos tentaciones de Satanás. Se podría haber echado abajo desde el pináculo del templo de Jerusalén, y los ángeles lo hubieran protegido milagrosamente para que no sufriese ningún daño. Podría haber aceptado el ofrecimiento de transformarse en el glorioso gobernador sobre todos los reinos del mundo, si sólo se hubiera inclinado y adorado a Satanás. Sí, Jesús podría haber sucumbido ante cualquiera de esas tentaciones. Pero Él no se rindió a su naturaleza humana. Se acababa de consagrar a sí mismo a Dios por medio del ayuno y de la oración. Pertenecía sólo a Dios.

Satanás no había previsto que Jesús había completado este ayuno con poder divino indomable de su parte. Frente al engaño barato de Satanás, Jesús se mantuvo firme. Simplemente usó la Palabra de Dios para vencer al diablo: "Escrito está: No sólo de pan vivirá el hombre, sino de toda palabra que sale de la boca de Dios" (Mateo 4:4).

¿Cómo enfrentamos la tentación mientras ayunamos? Debemos confiar en el poder de la Palabra durante un ayuno para vencer la inevitable tentación de Satanás. Nuestra fuerza de voluntad humana puede funcionar momentáneamente, pero en última instancia no es confiable. Sabiendo eso, Jesús citó las Escrituras después que el diablo trató de seducirlo para alejarlo del plan de Dios. La Palabra de Dios siempre derrota al enemigo en nuestra propia vida.

Usted puede esperar el ataque satánico durante un ayuno. Satanás trató de tentar a Jesús durante su ayuno, y tratará de tentarlo a usted. La Palabra de Dios es nuestro arsenal para mantenernos ayunando. Si leemos la Palabra de Dios, la estudiamos, la memorizamos, y nos alimentamos de su comida espiritual, si empapamos nuestra mente, emociones y espíritu con ella, entonces no necesitamos ser tentados más allá de nuestra capacidad de resistir. Entonces podemos decir a Satanás: "Escrito está . . ." Podemos enfrentar la tentación, vencer a Satanás y ayunar para el Señor.

Cómo interrumpir su ayuno

Suponga que usted ha ayunado para el Señor. Enfrenta a Satanás con la Palabra de Dios cuando siente la tentación de abrir el refrigerador. Ahora está listo para interrumpir su ayuno, ¡con sensatez, con moderación y con gratitud! ¿Cómo lo hace?

Usted puede elegir una de dos maneras. Cualquiera de ellas es tan buena como la otra. Si usted no experimenta problemas digestivos al comer de nuevo, su decisión es simplemente una cuestión de preferencias personales. Consideremos sus opciones:

1. *Puede tomar jugos*. Durante el primer día, tome 120 cc de jugo fresco cada dos horas, comenzando a las ocho de la mañana y terminando a las seis de la tarde. Durante los próximos dos o tres días, tome entre 240 y 300 cc de jugo fresco para el desayuno, el almuerzo y la cena.

Algunas personas prefieren jugos, porque son fáciles de digerir y no presentan la tentación de sobrealimentarse con comidas sólidas. Los jugos pueden ser jugos cítricos recién exprimidos, o de cualquier clase de fruta fresca. Generalmente, es mejor no mezclar el jugo de frutas con otros jugos, aunque la mezcla de jugo de zanahoria, de manzana y de apio es muy popular en los retiros naturistas. Sin lugar a dudas, el jugo de naranja es el más popular. Pero fabulosos jugos preparados a partir de comidas que usted no pensaría normalmente mezclar — como la sandía o el tomate — son también elecciones maravillosas.

2. *Puede comer fruta.* Durante el primer día, coma una porción de 240 gramos de fruta fresca cada dos horas, comenzando a las ocho de la mañana, y finalizando a las seis de la tarde. Este peso equivale normalmente a una pieza de fruta. En el caso del melón, o de los damascos, usted tendrá que pesar la fruta. Durante los próximos dos a tres días, coma dos o tres frutas frescas (o su equivalente en frutas de mayor tamaño) para el desayuno, el almuerzo y la cena. Tal como cuando se interrumpe un ayuno con jugos, la naranja parece ser la comida más popular. A menudo se elige la sandía. Sin embargo, ya que todas las frutas son fáciles de digerir, usted puede elegir su fruta favorita, en lugar de aquellas usadas tradicionalmente, para interrumpir su propio ayuno. Asegúrese de comer las frutas lentamente y de masticarlas cuidadosamente.

La dieta de Génesis 1:29

Supongamos que usted ha ayunado con éxito, que ha interrumpido su ayuno correctamente, y que ahora está listo para volver a un programa normal de comidas. En lugar de volver a la dieta normal, quizá quiera efectuar el ayuno parcial de la dieta de Génesis 1:29.

Si comemos únicamente frutas, verduras, nueces y semillas naturales, integrales, sin procesar, servidas en su estado original, cocidas por el sol, y si nos abstenemos de toda otra comida, esto es un ayuno parcial. ¡Es en realidad la dieta original que Dios entregó para la raza humana en el huerto de Edén!

> Y dijo Dios: He aquí que os he dado toda planta que da semilla, que está sobre toda la tierra, y todo árbol en que hay fruto y que da semilla; os serán para comer.
>
> Génesis 1:29

Otras traducciones nos instan no sólo a efectuar un ayuno parcial de todos los productos animales, sino a cocinar nuestras comidas al sol en su estado integral y natural, tal como la naturaleza las sirve. La dieta original de Dios es idéntica a la dieta propuesta originalmente por los primeros higienistas naturistas, casi todos los cuales eran cristianos. La dieta de

Génesis 1:29 y la dieta higienista natural son idénticas a lo que Dios presentó como nuestro plan de alimentación en el libro del Génesis.

Los estudios científicos y la evidencia estadística nos muestran ahora que este plan de comida totalmente vegetariana natural, integral y sin cocinar es también la dieta ideal para lograr una salud superlativa, un sentimiento de bienestar, y larga vida. Estos estudios no debieran sorprender a los cristianos. Sabemos que Dios creó al hombre y a la mujer. ¿Nos sorprende que Él les diera las comidas perfectas para una salud perfecta?

Estas comidas son altamente nutritivas en todas las vitaminas y minerales necesarios. Proveen todas las proteínas, carbohidratos y ácidos grasos necesarios para una salud vibrante. A causa del alto contenido de agua de las frutas y verduras, contienen entre un setenta y un noventa y seis por ciento de agua. Los alimentos son tan adecuados en contenido de agua, que quizá no necesite nada más para tomar. Si siente sed, tome únicamente jugos frescos o agua destilada. Si no la consigue, puede tomar agua filtrada o embotellada.

La dieta de Génesis 1:29 (la dieta ideal de Dios, también llamada la dieta de higiene natural) no sólo es rica nutritivamente y de un contenido adecuado de agua. Es la dieta ideal para proteger su cuerpo de las enfermedades. Estos son algunos beneficios de esta dieta:

1. Bajo contenido en grasa saturada.
2. Virtualmente libre de colesterol.
3. No recarga al cuerpo con proteínas tóxicas.
4. No contiene productos animales tóxicos.
5. Es rica en enzimas vivas.
6. Tiene suficientes calorías, pero no un exceso de calorías, a fin de mantener el peso más adecuado para su salud.
7. Es rica en fibras.
8. No contiene azúcar refinada ni harina refinada.
9. No contiene sal.
10. No contiene cafeína.
11. No contiene aditivos químicos tóxicos.

12. Posee una combinación adecuada, para una fácil digestión.
13. Posee una reacción metabólica alcalina, de modo que no se agotan las reservas de calcio para neutralizar desechos ácidos.
14. No es tóxica, lo que significa que es fácil de digerir, conserva la energía nerviosa, y no agota la energía nerviosa del cuerpo como lo hace una dieta tóxica.

Cuando la dieta ideal de Génesis 1:29 es parte de un programa total de salud, que respeta las leyes naturales de Dios para la salud, incluyendo el ayuno, ¡esto es lo más parecido al "seguro de salud de Dios" que se puede conseguir!

Utilizamos este plan de comida en nuestras conferencias "Génesis 1:29", donde atendemos a grupos de personas durante un período de una a dos semanas. Usted verá de qué vasta variedad de comidas se puede disfrutar en este maravilloso programa de salud. No hay posibilidad de aburrirse con esta dieta. Dios nos brindó una abundancia de ideas para la planificación de nuestro menú.

Después que le resultara difícil seguir una dieta nutritiva por su cuenta, una de las asistentes a nuestra conferencia "Cuerpo nacido de nuevo" se deleitó al aprender acerca del programa de comida adecuada provisto por Dios. Mientras contemplaba nuestro abundante buffet para la cena, se volvió hacia mí y dijo maravillada: "Lee, jamás pude imaginarme todo esto. ¡Me costó trabajo pensar en un menú de lechuga y tomate!" Los siguientes menúes representan la dieta promovida por nuestro programa de salud.

Menúes típicos del "Cuerpo nacido de nuevo"

En este programa, usted puede disfrutar tres comidas sanas y satisfactorias cada día. Deje transcurrir varias horas entre una comida y otra. No se debe tomar nada entre comidas, salvo agua destilada, y esto únicamente treinta minutos después de las comidas de frutas, dos horas después de las comidas que contengan almidones, y cuatro horas después entre las comidas que contengan proteínas, o por lo menos quince minutos antes de comer.

Aconsejamos a los asistentes a nuestras conferencias Cuerpo nacido de nuevo, a comer fruta para el desayuno. Esto ayuda a limpiar el cuerpo y contribuye al funcionamiento del sistema digestivo luego de interrumpir su ayuno desde la noche anterior. Cada mañana un desayuno "delicia tropical" da la bienvenida a nuestros asistentes. El buffet tiene tres secciones:

1. Fruta fresca (media docena o más de variedades).
2. Fruta seca remojada (una o dos variedades).
3. Fruta seca (dos o tres variedades).

Su desayuno puede variar según la disponibilidad de fruta en su zona del país. La fruta es mejor cuando se la ingiere en su estado natural crudo. Al cortar la fruta a medida que la va comiendo, usted preservará los nutrientes hasta que los consuma. Debe almacenarse la fruta en un lugar fresco y seco, y servirse a la temperatura ambiente para obtener un sabor óptimo. Cuando la fruta deba ser conservada en frío, debe llevársela a la temperatura ambiente antes de servir.

Desalentamos el uso de condimentos en las comidas, como también el tomar líquidos durante las comidas. En nuestras conferencias de salud, mantenemos una jarra de agua caliente destilada o filtrada disponible para los que sienten que deben tomar algo con sus comidas. Quizá quiera darle sabor a la suya con una rodaja de limón o de lima. El agua fría destilada o filtrada es una buena elección como bebida. No se debe tomar agua del grifo, sólo agua de fuente o de pozo, filtrada y destilada.

Desayuno delicia tropical

Fruta fresca: Nuestro clima en la parte sur de California permite una variedad de frutas frescas durante todo el año. Estas son algunas de las variedades que disfrutamos en nuestro desayuno delicia tropical:

Papaya mexicana grande: servida entera en un plato grande, con un cuchillo grande de cocina para cortar.
Sandía: servida igual que la papaya mexicana.
Melones: una variedad de melones con semilla, en mitades, o en cuartos, si es muy grande.
Ananás (piña): Pelarlo y cortarlo en rodajas de media

pulgada (1,25 cm) de espesor. Servir en plato con un tenedor grande.

Pomelo: preferiblemente la variedad más pequeña. Servirlo pelado y entero.

Naranjas: servirlas igual que los pomelos.

Manzanas: distintas variedades. Se sirven igual que los cítricos.

Pequeñas frutas de temporada: Mandarinas, ciruelas, duraznos, uvas, frutillas, etc. Servidas enteras (No se debe quitar el tallo a las frutillas).

Limas y/o limones: servidos en mitades o cuartos (indispensables en todo buffet).

Fruta seca remojada: (una clase en cada buffet matutino). Ejemplo: damascos y ciruelas secas. Dejar en remojo toda la noche en agua caliente (no hirviendo). Servir en una ensaladera grande, cerca de una pila de platillos pequeños.

Fruta seca: Una variedad de dos o tres, como peras, higos y ananás.

Almuerzo

1. Sopa del día (no de crema): Elección del chef, hecha sólo con productos vegetales. Se ofrecen ejemplos en el Apéndice 2.

2. Ensalada preparada: Elección del chef, tal como col picada, zanahoria, etc. La ensalada preparada a veces incluye fruta. Esta es la única excepción en este almuerzo que consiste sólo de verduras.

3. Barra de ensaladas: ver lista aparte.

4. Aderezos para ensalada: siempre los mismos para almuerzo o cena. Ver lista aparte.

5. Tortillas de maíz, suvas y calientes, servidas en canastas cubiertas, o pan de multi-granos.

Alentamos a nuestros asistentes a la conferencia a abstenerse de usar sal, pimienta, azúcar o crema.

Barra de ensaladas

Lechuga: una variedad, preferiblemente servida entera. Cada clase servida en plato aparte, con tenazas para servir. (Por favor, nada de lechuga congelada.)

Espinaca y/u otras verduras verdes: servidas igual que la lechuga.

Berro: servido igual que la lechuga.

Apio: tallos grandes, individuales, servidos enteros.

Zanahorias: preferiblemente de la variedad pequeña y tierna; servidas lavadas, pero sin pelar. Pueden cortarse transversalmente en trozos de 5 ó 7,5 cm, o rallarse y servirse en platos, con tenedor de servir o pequeñas tenazas de servir.

Calabacín (zucchini), remolacha (u otras verduras crudas adecuadas): servidas cortadas en palitos, rodajas, o ralladas como las zanahorias.

Pepino: lavado, sin pelar, cortado transversalmente en trozos grandes (5 o 7,5 cm).

Tomates: preferiblemente la variedad más pequeña, de miniatura.

Paltas (aguacates): Servidos completos, pero cortados en cuatro trozos. Nota: Mantenga los trozos juntos, para que no pierdan el color.

Tallos: de diversos tipos.

Cebollines verdes: servirlos enteros.

Repollo verde y/o rojo: rallado.

Rabanitos: servirlos enteros con tallo, a menos que los tallos parezcan viejos; si es así, deben recortarse.

Chiles picantes.

Ingredientes del aderezo de ensalada

Servimos estos al final de la barra de ensaladas crudas. Generalmente se colocan pequeños platos o tazas con salsas, para quienes desean mezclar los diversos ingredientes para preparar su propio aderezo para ensalada. Esta sección siempre debe ser igual para el almuerzo y para la cena.

Salsas mexicanas.

1. Preparadas con tomates y cebollas frescas, cortadas finas. Agregue un toque de cilantro, ajo y jugo de lima.

2. Igual que el punto anterior, pero con suficientes chiles picantes para que la salsa sea moderadamente picante.

Guacamole: Preparado con paltas (aguacates), cebollas ralladas, (una pequeña cantidad de cilantro), tomates y chiles picantes cortados en dados, para un sabor muy suave. Triture y mezcle con algunas gotas de jugo de limón y jugo de ajo.

Limones y/o limas: Sirva cortados en mitades o cuartos, según el tamaño.

Aceite de oliva
Aceite de almendra o alazor
Semillas de calabaza, sin sal
Semillas de girasol, crudas
Pasas de uva

Cena
(Combinación de frutas y buffet de verduras)

1. El buffet Adán y Eva es una versión más pequeña de la fruta servida para el desayuno y de la barra de verduras servidas para el almuerzo. Comience su comida con la fruta.

2. Un plato al horno de verduras sin fécula.

3. Un plato que contiene féculas. Papas preparadas, papas al horno y batatas, o arroz, trigo, pasta de trigo, u otra selección.

4. Tortillas de maíz, pan integral o pan de centeno.

5. En cada mesa: vasijas con nueces sin pelar (excepto maní), con cascanueces y vasija para las cáscaras.

Al ayunar regularmente, usted puede recuperar su salud perdida; al comer una dieta nutritiva entre ayunos, usted puede mantenerla. Luego que su cuerpo se acostumbre a su nuevo modo de comer, su nivel de energía aumentará considerablemente, usted cultivará un gusto por las comidas naturales, y muchos de sus problemas de salud causados por la comida, desaparecerán. ¿Qué más puede pedir?

16

Una exhortación final

Quiero exhortarlo para que ayune para el Señor, pero quiero que haga mucho más que eso. El ayunar, enriquecerá su vida cristiana, como pocas disciplinas pueden hacerlo. Como resultado del ayuno, estará dispuesto a una mayor dedicación y servicio al Señor. El sentirse cerca de Dios mientras uno ayuna es maravilloso. Pero su verdadera recompensa es una mayor dedicación y una entrega a servir a Dios al terminar su ayuno.

Jesucristo nos enseñó cómo ayunar para el Señor. Dios lanzó su poderoso ministerio, sólo después de un ayuno prolongado. Luego de su ayuno de consagración en el desierto, Jesús viajó a Galilea. Allí enseñó en las sinagogas, predicó el evangelio, y sanó toda clase de enfermedades. Luego de su ayuno, la dedicación de Jesús para servir a Dios fluyó como un río salvador y sanador hacia todos los que quisieran escucharlo. Su poderosa vida cumplió las palabras del profeta Isaías:

> El Espíritu de Jehová el Señor está sobre mí, porque me ungió Jehová; me ha enviado a predicar buenas nuevas a los abatidos, a vendar a los quebrantados de corazón, a publicar libertad a los cautivos, y a los presos apertura de la cárcel; a proclamar el año de la buena voluntad de Jehová, y el día de la venganza del Dios nuestro; a consolar a todos los enlutados.
>
> Isaías 61:1,2

Durante su ayuno de consagración de cuarenta días, Jesús recibió una unción que lo lanzó al más grande ministerio que este mundo jamás haya conocido. Al derramar su infinito amor y al utilizar sus dones espirituales, Jesús sirvió a la humanidad con cada aliento que Él respiró. Jesús simplemente vivió la esencia de las instrucciones del ayuno de Isaías 58.

> ¿No es más bien el ayuno que yo escogí, desatar las ligaduras de impiedad, soltar las cargas de opresión, y dejar ir libres a los quebrantados, y que rompáis todo yugo? ¿No es que partas tu pan con el hambriento, y a los pobres errantes albergues en casa; que cuando veas al desnudo, lo cubras, y no te escondas de tu hermano? . . . si dieres tu pan al hambriento, y saciares al alma afligida.
>
> Isaías 58:6,7,10

Dios recompensó públicamente a Jesús por ayunar y orar en secreto. Su ayuno ejemplifica las recompensas incondicionales que Dios tiene almacenadas para los que ayunan para Él. Si alguna vez ha ansiado verse libre del egoísmo mezquino; si alguna vez ha ansiado rebosar de amor por una humanidad que sufre; si alguna vez ha desesperado por los necesitados, pero ha sido incapaz de alcanzarlos por causa de su propia complacencia; si alguna vez ha deseado terminar con su bancarrota espiritual y llegar a ser verdaderamente un siervo realizado del Señor, entonces el ayuno en consagración y en entrega incondicional es para usted.

Separando las ovejas de los cabritos

La *verdadera* prueba de justicia, el separar las ovejas de los cabritos, es el derramamiento incondicional del amor mientras satisfacemos las necesidades desesperantes de los demás. La parábola de Jesús nos sugiere que seremos juzgados en presencia de toda la humanidad. Estarán presentes aquellos a quienes hemos dado la ayuda que podíamos. Pero también estarán los que hemos descuidado o despreciado. Consideremos todo el pasaje:

> Cuando el Hijo del Hombre venga en su gloria, y todos los santos ángeles con él, entonces se sentará en su trono de gloria, y serán reunidas delante de él todas las naciones; y apartará los unos de los otros,

como aparta el pastor las ovejas de los cabritos. Y pondrá las ovejas a su derecha, y los cabritos a su izquierda. Entonces el Rey dirá a los de su derecha: Venid, benditos de mi Padre, heredad el reino preparado para vosotros desde la fundación del mundo. Porque tuve hambre, y me disteis de comer; tuve sed, y me disteis de beber; fui forastero, y me recogisteis; estuve desnudo, y me cubristeis; enfermo, y me visitasteis; en la cárcel, y vinisteis a mí.

Entonces los justos le responderán diciendo: Señor, ¿cuándo te vimos hambriento, y te sustentamos, o sediento, y te dimos de beber? ¿Y cuándo te vimos forastero, y te recogimos, o desnudo, y te cubrimos? ¿O cuándo te vimos enfermo, o en la cárcel, y vinimos a ti? Y respondiendo el Rey, les dirá: De cierto os digo que en cuanto lo hicisteis a uno de estos mis hermanos más pequeños, a mí lo hicisteis.

Entonces dirá también a los de la izquierda: Apartaos de mí, malditos, al fuego eterno preparado para el diablo y sus ángeles. Porque tuve hambre, y no me disteis de comer; tuve sed, y no me disteis de beber; fui forastero, y no me recogisteis; enfermo, y en la cárcel, y no me visitásteis. Entonces también ellos le responderán diciendo: Señor ¿cuándo te vimos hambriento, sediento, forastero, desnudo, enfermo, o en la cárcel, y no te servimos? Entonces les responderá diciendo: De cierto os digo que en cuanto no lo hicisteis a uno de estos más pequeños, tampoco a mí lo hicisteis. E irán estos al castigo eterno, y los justos a la vida eterna.

Mateo 25:31-46

Un día habremos de oír la verdad que separará a las ovejas obedientes de los cabritos renegados. ¿Qué hará la diferencia? No el asistir a la iglesia, sino el alimentar a los hambrientos, y el dar de beber a los sedientos. No el repetir credos y doctrinas, sino el amparar al forastero y vestir al pobre. No el hablar palabras vacías de justicia propia, sino el visitar a los enfermos y a los presos. Como lo revela la parábola, sólo quienes actuaron impulsados por el amor de Dios por la humanidad heredarán "el reino preparado para vosotros desde la fundación del mundo" (Mateo 25:34).

¿Quién fue, entonces, Jesucristo? El sencillo y humilde Hijo de Dios que pasó su vida en ayuno y en oración; quien enseñó a la gente y predicó el evangelio de Dios; quien alimentó a los hambrientos y vistió a los desnudos; quien sanó a los enfermos y visitó a los presos; quien alentó a todos los que Él encontró, a ser fuertes en el Dios Omnipotente.

¿Y dónde está Jesucristo hoy? Él está entre nosotros. Él ha prometido que quien reciba a un niño en su nombre, lo recibe a Él. Que quien alimenta a los hambrientos o da de beber a los sedientos, está con Él. Que quien reciba a un forastero o dé ropa a los pobres, está con Él. Que quien visita a los enfermos o a los presos, está con Él. Él está a nuestro alcance, cada vez que alcanzamos a otros con el amor de Dios.

Sea hecha tu voluntad

Jesucristo usa a los hombres y a las mujeres para cumplir la voluntad del Padre en este mundo. No podemos hacer nada más grande, por lo tanto, que consagrarnos en las manos de Dios, para crear de nuevo este mundo de acuerdo con su plan.

En su Sermón del Monte, Jesucristo no sólo enseñó la mejor manera de dar, de orar y de ayunar. También nos enseñó exactamente qué debemos orar:

> Padre nuestro que estás en los cielos, santificado sea tu nombre. Venga tu reino. Hágase tu voluntad, como en el cielo, así también en la tierra. El pan nuestro de cada día, dánoslo hoy. Y perdónanos nuestras deudas, como también nosotros perdonamos a nuestros deudores. Y no nos metas en tentación, mas líbranos del mal; porque tuyo es el reino, y el poder, y la gloria, por todos los siglos. Amén.

> Mateo 6:9-13

En el Sermón del Monte, Cristo delineó la constitución y las normas para su reino. Él describió las bendiciones, las responsabilidades, los requisitos y las estrategias. Él dio instrucciones específicas sobre el dar, el orar y el ayunar. Debemos dar a conocer esta visión si su plan se va a cumplir: que el reino de Dios sea sobre la tierra como es en el cielo.

Debemos ocupar el lugar que nos corresponde en el reino de Dios para hacer nuestra parte con lo mejor de nuestra capacidad. El reino de Dios está formado por personas que dependen totalmente de Él, y que son dependientes las unas de las otras. No queda lugar en el reino de Dios para renegados y rebeldes egoístas y ególatras.

Sentimos la realidad del reino de Dios "como en el cielo, así también en la tierra" (Mateo 6:19) cuando respondemos a las crisis en la vida de los demás. Oímos acerca de una inundación en Missouri, de la muerte por hambre en el África, de un terremoto en El Salvador, y de un hogar de una madre y cinco hijos en un programa de bienestar social en nuestra propia ciudad, que ha sido destruido por el fuego. Nuestro corazón puede sentir dolor ante esas tragedias, pero entonces respondemos con contribuciones. Y el mundo responde con dinero y con escuadrillas de rescate para mitigar la situación. Algo del Espíritu de Dios acciona esta respuesta amante para salvar vidas, entre los cristianos y los no cristianos por igual. El conocimiento sentido por el corazón del sufrimiento humano, tiene un modo de penetrar a través de la conciencia egocéntrica de la vida cruel, fría y competitiva. El Espíritu de Dios se expresa a través de aquellos de nosotros que alcanzamos a los miembros menos afortunados y quebrantados de la sociedad.

Palabras finales

El ayuno nos permite presentar nuestro cuerpo "en sacrificio vivo, santo, agradable a Dios" (Romanos 12:1). Hacemos morir nuestros deseos pecaminosos, para que podamos cumplir más perfectamente la voluntad de Dios en nuestra vida. Cuando nos rendimos al Señor, Él nos da un sentir de pertenecer a su gran reino. Este pertenecer nos une a un ejército poderoso.

Salimos de nuestro ayuno con el pleno conocimiento que aún nuestras obras más humildes llevan el sello del amor y de la aprobación de Dios. Con ese sello viene un sentir de comunión universal. Nos hemos alistado en el santo ejército de Dios para servir en cualquier capacidad que Él nos presente. Ya sea que el Señor nos guíe a alimentar a los hambrientos, a vestir a los necesitados, o a traer a los menesterosos a nuestros hogares, lo hacemos para el menor de los suyos, y seremos bien recompensados.

La prueba final de nuestra fe no se halla en la respuesta a "¿Qué he logrado, o qué he creído?" Por el contrario, la respuesta a "¿Cómo he mostrado el amor del Señor a la humanidad a través de mis acciones diarias?" revela la profundidad de nuestra dedicación y de nuestro derramamiento en el servicio.

Si este deseo no es la pasión dominante de su vida, le exhorto a que comience un tiempo de serio ayuno y oración, para que pueda recibir una visión más clara de cómo servir a la humanidad y cómo ministrar a este mundo desesperado.

> Porque somos hechura suya, creados en Cristo Jesús para buenas obras, las cuales Dios preparó de antemano para que anduviésemos en ellas.
>
> Efesios 2:10

Dios mismo le dará la gracia de entrar a este tiempo de oración y ayuno de tal manera que no ande en sus propios caminos . . . ni busque su voluntad . . . ni hable sus propias palabras (véase Isaías 58:13).

APÉNDICE 1

Testimonios

Luego de leer este libro, estará de acuerdo que las sanidades que recibí durante mis ayunos fueron realmente milagrosas. Pero yo no soy la única persona que ha experimentado resultados dramáticos durante el ayuno. Durante mis años de viajar y hablar sobre este tema, he recopilado testimonios de personas que han sido sanadas como resultado del ayuno y de mantener una dieta nutritiva. Estos son algunos ejemplos.

Libertada de la cafeína

¡El Señor me ha libertado completamente de la cafeína! Lo había intentado en mis propias fuerzas durante veinticinco años, pero nada dio resultado. Mi tía me había comenzado a dar café cuando tenía nueve años de edad, pero recientemente el exceso de cafeína (más de diez tazas de café por día, sin contar el té, el chocolate, y algún refresco), habían comenzado a causarme ardor de estómago e irritabilidad.

Me di cuenta de que el café era mi ídolo. Sólo podía pensar en él. Hasta me levantaba de la cama por la noche para preparar café, sólo para satisfacer mi ansiedad. Mediante la oración y el ayuno, ¡Dios me sanó y me libertó! También tenía una sensibilidad insoportable, dolor e hinchazón en mis pechos antes de mi período menstrual. Desde que el Señor me libertó de la cafeína, no he tenido más problemas.

Nancy, de Michigan

Sanada de los riñones

Desde que adquirí sus casetes sobre el ayuno y asistí al desayuno donde usted habló, he estado ayunando, y Dios ha estado haciendo algunos milagros poderosos. He sido sanada de una enfermedad del riñon que tenía desde mi niñez. Me faltan palabras para decir todo lo que el Señor ha hecho por mí desde que usted se fue.

Debbie, de Alaska

Curaciones múltiples

Tenía dolores de cabeza casi constantes. Decidí dejar de tomar pastillas de Tylenol o aspirina cada dos horas. No eran tan efectivas y el Espíritu Santo me mostró que me estaba envenenando. También comencé a comer comidas sin cocinar. Hubo algunos días difíciles, pero gracias a su serie de casetes y de libros que comencé a leer, seguí la dieta por doce días, y luego consumí sólo agua destilada durante dos días. Esta es una lista de los síntomas que han desaparecido casi por completo: dolores de cabeza, dolor de espalda desde el cuello hasta la mitad de la espalda, estreñimiento, urinación constante, sinusitis e hipoglucemia. ¡Alabado sea el Señor!

Juana, de Colorado

¡Tengo buenas cosas que informar! Mi médico quedó sorprendido con los resultados del ayuno. Me dijo que durante todos los años que me ha tratado, nunca me ha visto en tan buen estado. Le impactó saber que había abandonado completamente los medicamentos antidepresivos que él pensó serían un tratamiento de por vida. Le agradó verme pesar seis kilos menos que durante mi visita anterior. En ese tiempo no estaba comiendo nada (me estaba muriendo de hambre) y estaba *aumentando* de peso. Me siento feliz de informar que ahora puedo comer lo que deseo (dentro de lo lógico) y que mi peso permanece estable. Ni siquiera yo lo puedo creer.

Anónimo.

He sido curada de un tumor en el pecho, porque Dios me dio el conocimiento de la buena nutrición y del ayuno. Luego de siete meses de seleccionar cuidadosamente mi comida, sin productos químicos y manteniendo una dieta adecuada, gozo de muy buena salud. A causa de mi testimonio, muchas personas están cambiando sus malos hábitos de alimentación.

Juana María Pirone

Ayunos efectuados con supervisión médica

¿Parecen estos testimonios opiniones meramente subjetivas? El doctor Alan Goldhamer me ha enviado los siguientes casos, donde el ayuno fue usado en tratamientos médicos conservadores. Los exámenes y los análisis confirmaron la severidad de las enfermedades que sufrían estos pacientes. El ayuno y la buena nutrición ayudaron a estas personas a aliviar sus síntomas, y a recuperar una buena salud.

Caso 1

Mujer de treinta y siete años de edad, con diagnóstico de miastenia gravis de un año de duración. Fue tratada médicamente con neostigmina durante seis meses. Los síntomas incluyeron extrema debilidad y disartria (transtorno de la expresión). Se programó la remoción del timo. Ayunó durante dieciseis días. Al cuarto día de ayuno, los síntomas comenzaron a disiparse. Luego de once días de alimentarse con frutas y una dieta de verduras de base vegetariana, la paciente quedó libre de síntomas. Los seguimientos efectuados a las seis semanas, a los tres meses, a los seis meses, y al año, mostraron una excelente sumisión y una desaparición completa de los síntomas.

Caso 2

Hombre de treinta y un años de edad. Se encontró sangre en un análisis rutinario de orina. Mediante biopsia de riñón y análisis clínico, se diagnosticó una nefritis glomerular aguda. Nivel de creatinina 0,18, urea 10,0, eritrosedimentación 52. Los ensayos de funcionamiento de los riñones coincidieron, con aproximadamente el sesenta por ciento función normal. El paciente se negó a recibir terapia con drogas, y efectuó un ayuno de catorce días. Al paciente se le dio una dieta vegetariana, basada en frutas y verduras, y se le prescribió un programa de modificación de estilo de vida. Un nuevo examen al mes no indicó ningún cambio significativo en la función de los riñones. A los tres meses, todos los análisis de sangre y de orina eran esencialmente normales, y las funciones de los riñones estaban dentro de los límites normales. Creatinina 0,12, eritrosedimentación 8, etc.

Caso 3

Mujer de treinta y un años de edad. La historia médica incluía constipación crónica. No había podido producir movimiento del intestino sin laxantes por más de veinte años. La paciente también experimentaba dolores abdominales y timpanismo gástrico por espacio de diez años. La sigmoidoscopia reveló una úlcera rectal. La úlcera obligaba a la paciente a usar un pañal rectal, para evitar que la sangre le manchara la ropa. Se sugirió una colostomía. Al cuarto día de su ayuno de diez días, el sangrado se había detenido. Al quinto día de alimentación, los intestinos estaban funcionando espontáneamente, sin sangrar. Se le aplicó a la paciente una dieta terapéutica, y a los tres meses estaba libre de constipación, dolor abdominal y sangrado.

Caso 4

Mujer de cuarenta años de edad. Se quejaba de manchas de ciclo intermedio, dismenorrea, sensibilidad anormal de la mama, depresión premenstrual, y dolor en la parte inferior de la espalda y en el cuello. El diagnóstico incluyó un fácilmente palpable tumor fibroide uterino de cinco centímetros, y "pregnant mare serum" (PMS). Tenía esfuerzo lumbar y disfunción de la articulación cervical. La paciente fue tratada con manipulación quiropráctica del cuello y puesta en un ayuno de veintinueve días, seguidos por quince días de dieta terapéutica. El tumor desapareció completamente al vigésimo octavo día del ayuno. Un seguimiento efectuado a los tres meses reveló que no había recurrencia del tumor fibroide. Los ciclos menstruales se habían normalizado sin síntomas de PMS. Desde el ayuno, no ha vuelto a tener dolores de cuello o de espalda.

Caso 5

Hombre de cincuenta y cinco años de edad. Experimentaba un dolor agudo en ambas caderas al caminar. No podía caminar más de treinta metros sin sentir dolor. El diagnóstico efectuado mediante angiografía reveló un trastorno intermitente causado por una severa ateroesclerosis. Se recomendó cirugía angioplástica. Se aplicó al paciente una dieta terapéutica por espacio de seis semanas, y luego un ayuno de doce días. Luego del ayuno, se aplicó un programa de ejercicios progresivos. Dentro de una semana del ayuno, el paciente pudo caminar más de tres kilómetros, incluyendo lomas, sin dolor. Un seguimiento efectuado a los tres meses reveló una aparente desaparición de todos los síntomas de claudicación.

Si usted experimenta algún resultado asombroso gracias al ayuno, me agradaría recibir noticias suyas. Por favor envíe su testimonio a la dirección indicada al final del libro.

APÉNDICE 2

Recetas

hora que ha escuchado acerca de los beneficios sorprendentes del ayuno y de comer una dieta nutritiva entre sus ayunos, quizás le interese modificar sus propios hábitos de comida. ¿Cómo puede preparar comidas atractivas, deliciosas y nutritivas? Estas son algunas de las recetas favoritas que he recopilado a través de los años.

Frescos del huerto

Ensalada de verduras crudas

Disponga sobre un plato una pequeña cabeza de lechuga de Boston; 2 tomates medianos, cortados en cuartos, 1/2 pimiento verde; un pepino cortado en 4, y 1 tallo de apio.

Ensalada de espinaca

4 tazas de hojas de espinaca, lavadas y secadas
1/2 taza de brotes de alfalfa
1/2 taza de zanahoria cruda rallada

Coloque las hojas de espinaca en una ensaladera grande y adorne con brotes y zanahorias.

Ensalada verde de manzana

1/4 taza de mantequilla de nuez de acajú (se puede
    reemplazar por mantequilla de maní)
Jugo de dos limones grandes o limas
4 cucharaditas de sustituto de salsa de soja
1/8 taza de aceite de alazor

1/4 taza de agua (o lo suficiente para una salsa poco espesa)

Mezcle y luego agregue a ensalada de lechuga de hoja verde, pasas de uva, nueces y manzanas verdes (estas últimas con cáscara, sin semillas y cortadas en rodajas).

Ensalada de zanahoria

Zanahorias ralladas, ananás fresco cortado en cubitos, nueces, pasas de uva con limón, azúcar morena o miel y mantequilla de maní.

Ensalada de frijoles
(para tres personas)

1 1/2 tazas de frijoles cocidos
1/4 taza de apio picado
1/4 taza de cebolla picada
1/4 taza de pimiento verde picado
1 cucharada de aderezo naturista
2 cucharadas de aceite de alazor

Mezcle bien y sirva sobre una hoja de lechuga.

Ensalada de espárragos
(para dos personas)

880 gramos de espárragos frescos (o sustituto congelado)
120 gramos de semillas de calabaza cruda, o reemplazar
    por almendras cortadas
4 hojas de lechuga
2 tomates grandes, o 4 tomates pequeños
2 tallos de apio
1 pomelo (optativo, si los tomates no tienen mucho
    sabor)

Los espárragos pueden usarse crudos o cocidos (o una combinación de ambos). Utilice sólo los bordes tiernos y con buen sabor de los espárragos crudos (o la cantidad del tallo del espárrago que le guste crudo). Pruébelo. Si usa espárragos cocidos, corte los extremos inferiores duros y descoloridos de los tallos y cocine a vapor los extremos tiernos por dos a tres minutos, teniendo el cuidado de no cocinarlos con exceso. Usted puede usar los extremos tiernos crudos y luego cocinar a vapor las porciones más fibrosas (pero no duras), y usar ambas en su ensalada.

Corte los espárragos y colóquelos en una ensaladera grande con semillas de calabaza (o almendras picadas o cortadas en tiras). Lave, seque y corte o rompa la lechuga en una ensaladera grande; lave y corte los tomates en la ensaladera. Lave el apio y córtelo en pedacitos, y agregue a la ensaladera. Si los tomates no tienen mucho sabor, puede cortar un pomelo, extraer el jugo y agregarlo a su ensalada. Mezcle bien y luego pique un poco con un trinchete para mezclar más los ingredientes.

Favoritos de verduras

Ensalada de col picada
(para tres personas)

1/2 cabeza de repollo (pequeña) desmenuzada o picada
1/4 taza de pimiento verde picado
1/4 taza de apio picado
1/4 taza de cebolla picada
1 cucharadita de aderezo naturista
2 cucharadas de aceite de alazor
Limón

Mezclar todo junto

Ensalada mixta

1 cabeza mediana de lechuga
1/2 cabeza de lechuga americana
1 taza de brócoli crudo cortado en tiras
1/2 pimiento rojo maduro, cortado fino
1/2 taza de coliflor crudo, cortado fino

Mezcle los ingredientes juntos en una ensaladera grande de madera. Aderece con tres a cuatro cucharadas de aceite prensado en frío y una a dos cucharadas de vege-base (opcional).

Zanahorias y apio al vapor
(para tres personas)

2 tazas de zanahorias, cortadas entre 3 a 6 mm de espesor.
2 tazas de apio, cortado diagonalmente, de 3 a 6 mm de espesor.
1 cucharada colmada de vege-base, si se desea
1/4 taza de aceite de semilla de alazor, prensado en frío.

Combine todos los ingredientes, excepto el aceite, y coloque en una ensaladera grande. Coloque el trébedes en una olla con tapa que ajuste bien, con suficiente agua para que la superficie del trébedes quede por encima del agua. Haga hervir el agua, luego reduzca el fuego para que siga produciéndose vapor hasta que esté tierno, alrededor de una hora, dependiendo de su gusto y preferencia. Agregue el aceite antes de servir.

Sirva después una ensalada de verduras picadas para comer con la mano y uno de los platos de fécula a la cacerola, como papas. Si se sirve otra verdura, debe ser una de tallos verdes, como brócoli o nabizas. Este es un plato con una cantidad moderada de fécula, de modo que no deben servirse proteínas o tomates en la misma comida.

Cacerola de quimbombó
(para tres personas)

440 g de quimbombó lavado y cortado transversalmente
    en rodajas de 2,5 cm
1/4 cebolla picada
2 tomates picados
2 cucharadas de aceite de alazor
Approximadamente una cucharadita.

Sofreír suavemente la cebolla picada en aceite, agregue las vainas de quimbombó cortadas, cocine cinco minutos, luego agregue los tomates picados. Hiérvalo a fuego lento durante quince minutos o hasta que el quimbombó esté listo. Sazone con el aderezo.

Verduras sofritas
(para tres personas)

Ingredientes: su selección de zanahorias cortadas en rodajas delgadas, calabacines o zapallitos italianos, cebollas, pimientos verdes o apio. Todas las verduras pueden sofreírse. Las papas, coliflores, hojas verdes y brócoli se deben hervir primero durante diez minutos.

1 cebolla picada
1 zapallito italiano, cortado transversalmente
1 pimiento verde, picado
2 tallos de apio, cortados en rodajas de 1,25 cm
2 cucharadas de aceite de alazor.

Sofría una cebolla picada en dos cucharadas de aceite de alazor, agregue el zapallito italiano, cualquier verdura, el pimiento y el apio. Revuelva con frecuencia hasta que esté tierno al toque del tenedor.

Platos vegetales

Berenjena sobre lechuga
(para cuatro a seis personas)

1 berenjena mediana
1 tomate grande maduro, sin centro, pelado y picado
1/3 taza de cebollas picadas finas
1/4 taza de perejil picado fino
4 cucharadas de aceite de oliva o de alazor
jugo de 1/2 limón
1 cucharadita de miel
Varias hojas de lechuga

En un horno precalentado, ase la berenjena hasta que esté suave a 177 grados C (350 Farenheit). Pelar la berenjena, picar la pulpa, y colocar en una ensaladera. Quitar el exceso de jugo de tomate y agregar a la berenjena. Agregar los demás ingredientes, salvo la lechuga. Mezclar y refrigerar durante varias horas. Arreglar las hojas de lechuga en una fuente y colocar la mezcla de berenjena en el centro de cada hoja.

Lombarda (repollo rojo) con nueces

4 tazas de lombarda desmenuzada
2 tazas de agua hirviendo
440 g de nueces picadas
3 cucharadas de margarina

Cocinar la lombarda tres minutos en agua hirviendo y escurrir. Mezclar la lombarda con nueces, agua, margarina y aderezo vegetal. Disponer en un plato para hornear con aceite y asar en el horno a 375 grados F (188 grados C) durante 30 minutos.

Guiso de verduras
(para tres personas)

3 tazas de tomates, pelados y picados en trozos
1/4 taza de pimiento dulce, picado fino
3 cucharadas de aderezo vegetal
2 tazas de apio, cortado en tiras de 3 a 6 mm
1 taza de habichuelas, cortadas diagonalmente en tiras
1 taza de quimbombó, cortado en trozos de 1,2 cm
2 tazas de berenjena, pelada y cortada en cubos
1/4 taza de aceite de semilla de alazor, prensado en frío

Nota: Si no se dispone de berenjena, se puede usar calabacín o zapallito italiano.

Colocar los tomates, los pimientos dulces y el aderezo en una olla de acero inoxidable o similar. Hiérvalo a fuego lento durante quince minutos, para reducir el contenido de agua. Agregue apio, habichuelas y quimbombó. Hiérvalo durante otros quince minutos, o hasta que esté tierno, pero no pulposo. Apague el fuego, agregue la berenjena y déjelo reposar durante quince minutos. La mezcla debe tener la consistencia de un guiso espeso, y no debe parecer sopa. Agregar aceite y servir después de una ensalada grande con verduras verdes sin almidón, preparadas al vapor. Ya que este plato no contiene almidón, pueden servirse tomates con la ensalada si se desea. No deben servirse zanahorias u otras comidas con contenido de almidón, para una correcta combinación.

Gazpacho

(para dos personas)

4-5 tomates grandes
1/2 pepino
1/2 pimiento verde
1 rodaja de cebolla
6 cucharadas de aceite de oliva
3 cucharadas de vinagre
1/2 cucharadita de pimienta negra
1/8 cucharadita de semillas de comino

Utilizando un mezclador o una procesadora de alimentos, mezclar los tomates, el pepino, el pimiento verde, la cebolla, el aceite, el vinagre, el pimiento negro y las semillas de comino, hasta que la mezcla tenga la consistencia de una sopa. Refrigerar. Servir con dados de tomate, pepino y pimiento verde como condimentos.

Sopa de frijoles

(para seis a ocho personas)

1 1/2 taza de frijoles blancos, remojados la noche anterior
    en 8 tazas de agua
3 cucharadas de aceite de oliva
2 cebollas medianas, picadas
3 dientes de ajo, desmenuzados
1/2 taza de cilantro fresco, picado fino
1 zanahoria mediana, picada fina
1 papa grande, cortada en cubos de 1,25 cm
3 tomates grandes, picados
2 1/2 cucharaditas de sal
1/2 cucharadita de pimiento
1/4 cucharadita de pimienta múltiple

Coloque los frijoles y el agua en la cual se han remojado en una cacerola, y cubra. Cocine a fuego mediano por aproximadamente una hora, o hasta que los frijoles estén cocidos, pero aún firmes. Caliente el aceite en una sartén, luego agregue la cebolla, el ajo y el cilantro; sofreír, revolviendo continuamente hasta que comiencen a tostarse. Agregue el contenido de la sartén y los demás ingredientes a los frijoles. Luego hiérvalos a fuego lento hasta que todas las verduras estén bien cocidas.

Chícharos

Receta original de "Chícharos del restaurante Andersen"

2,2 litros de agua (con pocas sales minerales)
2 tazas de chícharos verdes partidos
1 tallo de apio, picado grueso
1 zanahoria grande, picada
1 cebolla pequeña, picada
1/4 cucharadita de tomillo molido
1 pizca de pimentón
1 hoja de laurel y aderezo vegetal

Cocinar a fuego intenso veinte minutos, luego lentamente hasta que los chícharos estén blanditos. Colar con colador de zaranda fina y volver a calentar hasta hervir. ¡Esto es un manjar! Esta es una de las recetas que ha hecho a Andersen famoso en los Estados Unidos.

Aderezo con salsas

Aderezo de nueces con miel

1/2 taza de aceite de alazor o de almendra, prensado en frío
1/4 taza de acajú crudo, sin salar
1/4 taza de agua
3 cucharadas de miel
1 cucharada de jugo fresco de limón o de lima
2 cucharaditas de vinagre blanco destilado (o reemplazar por más jugo de limón)
3/4 cucharaditas de salsa liviana de soya (o sustituto de salsa de soya sin sal)

Mezclar todos los ingredientes en mezcladora, hasta que quede muy suave. Guardar en una jarra en el refrigerador. Mezclar con hojas de lechuga, hojas verdes, espinaca, trozos pequeños de naranja y pasas de uva. Rinde 1.1/4 tazas.

Aderezo de mostaza

1/2 taza de agua
1/4 taza de jugo concentrado de pomelo, sin endulzar
2 cucharadas de mostaza suave
1/2 cucharadita de polvo de curry (o adobo)

Mezclar a fondo los ingredientes para el aderezo y revolver con la fruta y las verduras antes de servir.

Salsa mexicana fresca

8 tomates grandes, cortados en dados grandes
1 cebolla grande, pelada y picada fina
2 dientes de ajo, pelados y picados
2 cucharadas de perejil picado
2 cucharadas de cilantro picado (opcional)
1/4 a 2 cucharaditas de chile jalapeño picado

Combine todos los ingredientes y mezcle suavemente. Rinde cinco tazas.

Marinara

4 cucharaditas de aceite de oliva
1 taza de cebolla picada fina
1/2 taza de zanahoria picada fina
2 cucharaditas de albahaca fresca
4 cucharaditas de perejil picado fino
1/2 hoja de laurel
880 g de tomates frescos, picado grande
1 cucharada de pasta de tomate (lógicamente, sin sal)
Un pimiento recién molido
Copos de pimiento rojo caliente (opcional)

Cocine las cebollas en aceite, hasta que tomen un color translúcido. Agregue zanahorias y cocine durante cuatro minutos. Agregue la albahaca, el perejil y la hoja de laurel; hierva a fuego lento durante dos minutos. Agregue los tomates, el pimiento y la pasta de tomate, y hierva a fuego lento durante treinta minutos. Agregue copos de pimiento rojo, si lo desea. Rinde tres tazas. (Quizá quiera pelar los tomates para algunos

platos, como la piza, porque las cáscaras cambian definitivamente la textura del plato terminado.)

Aderezo de limón

2/3 taza de aceite (prensado en frío)
1/3 taza de jugo de limón
1 diente de ajo, picado
1/2 cucharadita de mostaza preparada
1 1/2 cucharadita de sal
1/4 cucharadita de pimienta

Combine todos los ingredientes en mezcladora, y mezcle por
cinco minutos. Guarde en una jarra cubierta en el refrigerador.
Rinde una taza.

Aderezo básico de "durazno" para ensalada de verduras

Ajuste las porciones al gusto: jugo de limón, aceite prensado
en frío, condimentos permitidos, y sustituto de salsa de soja
(opcional).

Emparedados de banana

Lechuga
Bananas
Pasas de uva o dátiles

1. Lave y seque las hojas de lechuga; pele y corte las
   bananas en mitades; y corte las mitades de banana a
   lo largo.
2. Coloque los trozos de banana a lo largo de la mitad de
   las hojas de lechuga, y cúbralos con pasas de uva
   remojadas o secas y/o con dátiles picados.
3. Rocíe con aderezo de nueces con miel.
4. Doble cada rebanada y cómalo como un emparedado.
   Eso requiere destreza manual, ¡pero los resultados
   son deliciosos!

Menúes reductores de peso

Una vez que haya interrumpido un ayuno, usted querrá
evitar la dieta normal llenas de sales y cargadas de productos

químicos. Le beneficiaría mucho efectuar un ayuno parcial que permitiera únicamente las mejores frutas y verduras crudas. El siguiente menú de ejemplo, que recomendamos a quienes han efectuado un ayuno en nuestros retiros y conferencias también le ayudará a bajar de peso.

Lunes

Primera comida: Una banana madura, dos manzanas.

Segunda comida: Ensalada de verduras: cuatro hojas enteras de lechuga cuatro hojas enteras de escarola, 1/2 pepino, dos tallos de apio, un pimiento verde pequeño, 60 gramos de brotes de alfalfa, un tomate mediano, 1/4 aguacate (90 gramos).

Martes

Primera comida: 180 gramos de uvas concordia, dos peras bartlett.

Segunda comida: Ensalada de verduras: ocho hojas enteras de lechuga, 60 gramos de brotes de alfalfa, 1/2 pepino, un pequeño pimiento rojo dulce, tres tallos de apio, un tomate mediano maduro, 60 gramos de nueces crudas sin tostar.

Miércoles

Primera comida: Una tajada mediana de sandía (90 gramos).

Segunda comida: Ensalada de verduras: ocho hojas enteras de lechuga 1/2 pepino, 60 gramos de brotes tiernos de garbanzo, dos tallos de apio, un tomate mediano maduro, un pequeño pimiento verde, 1/4 palta mediana (90 gramos).

Jueves

Primera comida: Dos naranjas, un pomelo mediano.

Segunda comida: Ensalada de verduras: cuatro hojas de lechuga un pequeño pimiento verde, tres tallos de apio, 1/2 pepino. Al vapor: 120 gramos de espárragos, una taza de arroz negro o silvestre (cocido).

Viernes

Primera comida: Una banana madura, dos manzanas.

Segunda comida: Ensalada de verduras: cuatro hojas enteras de lechuga, un pequeño pimiento verde, dos tallos de apio, un tomate mediano maduro, 1/2 pepino, cuatro hojas de escarola, 60 gramos de nueces sin salar ni tostar.

Sábado

Primera comida: 180 gramos de uvas verdes sin semilla, dos manzanas mackintosh.

Segunda comida: Ensalada de verduras: ocho hojas enteras de lechuga, un pequeño pimiento rojo dulce, tres tallos de apio, 1/2 pepino, un tomate mediano maduro, 60 gramos de brotes de alfalfa, 1/4 palta mediana (90 gramos).

Domingo

Primera comida: un melón (880 gramos).

Segunda comida: Ensalada de verduras: cuatro hojas enteras de lechuga 1/2 pepino, un pequeño pimiento verde, tres tallos de apio, cuatro hojas de escarola. Al vapor: una papa blanca de 120 gramos, con cáscara, debiéndose pelar antes de comer, y 120 gramos de nabizas.

En este programa no debe usarse ninguna clase de condimentos o aderezos. Esto incluye polvos, aceites prensados en frío, jugo de limón, vinagre, etc. Usted puede reemplazar las frutas por otras similares, dependiendo de sus preferencias y de las frutas disponibles en su zona. ¡Vea cómo van desapareciendo esos kilos!

Higiene natural

Este apéndice le brindará más información sobre los beneficios físicos del ayuno desde el punto de vista de la higiene. Quiero expresar mi gratitud a Victoria Bidwell, con quien me encontré en una de mis conferencias "Génesis 1:29", por haber compilado, organizado y escrito la siguiente información. También quiero agradecer a Viviana Vetrano, quien es médica y una de las más destacadas higienistas naturales de nuestra época, por haber analizado este material, para asegurarse de que sea científicamente correcto.

Los principios fundamentales de la higiene natural

1. La salud, que es el estado normal de todo organismo viviente, se mantiene a través de procesos naturales autoinducidos de autocuración.

2. La única causa de toda enfermedad, es la saturación tóxica al nivel celular de los tejidos del cuerpo, del torrente sanguíneo y de los fluidos, causados por el agotamiento de las reservas de energía nerviosa por hábitos equivocados de vida. Este estado de autoenvenenamiento se denomina autointoxicación, toxicosis o toxemia.

3. La enfermedad es el cambio retrógrado al nivel celular, como resultado de la toxemia. A fin de prevenir estos cambios y de detener la degeneración el mayor tiempo posible, el cuerpo intenta aislar o eliminar las acumulaciones anormales de desecho metabólico y de venenos ingeridos. Tales intentos de eliminación pueden ser denominados enfermedades agudas, y sirven para prevenir estos cambios degenerativos.

4. Ya que la toxemia es la única causa de todas las enfermedades, la higiene natural refuta el concepto de que los microorganismos, gérmenes o virus son la única causa de enfermedad.

5. Ya que sólo el cuerpo es capaz de instituir procesos de limpieza y de curación, la higiene natural rechaza la ingestión de substancias que el cuerpo no puede metabolizar y asimilar, y que no pueden ser utilizados en los procesos normales metabólicos para ser apropiados a los tejidos del cuerpo. Esas substancias antinaturales sólo pueden enervar y envenenar aún más al cuerpo, y no deben ser consideradas como comida o nutrición de ninguna manera. Tanto la medicación como las substancias "cuasi-comida" que son típicas del abastecimiento químico de comidas procesadas, se incluyen en esta categoría de enervantes y envenenantes y son considerados, en consecuencia, como una amenaza a la vida humana.

6. La higiene natural recomienda lo siguiente como la dieta ideal, y como la única comida apta para el más alto nivel de salud humana y bienestar: frutas crudas enteras, verduras, nueces y semillas, preparadas en la combinación adecuada y comidas con moderación cuando uno se encuentre en un estado de equilibrio emocional.

7. La higiene natural emplea el ayuno, que proporciona un profundo reposo físico, fisiológico, sensorial, mental y emocional. Este descanso profundo y casi total brinda al cuerpo las condiciones ideales para la regeneración de la energía nerviosa que se requiere para la reparación de los daños, y para la eliminación de las toxinas.

8. La salud es la responsabilidad personal de cada individuo. La salud vibrante sólo puede ser lograda aplicando conscientemente las prácticas sanas de vida en todos los aspectos de la vida personal.

La única causa de todas las enfermedades

Según los higienistas naturales, la única causa de toda enfermedad es la toxemia, autointoxicación o toxicosis. Estas tres palabras son casi sinónimos para la única causa de toda enfermedad y de baja energía. Como ya se señalara, la definición de *toxemia* en el diccionario significa venenos en la sangre; a veces se utiliza para significar un estado generalizado de autointoxicación. Pero la toxemia es un término estrechamente definido en la higiene natural: se refiere específicamente a la saturación del torrente sanguíneo con desechos tóxicos, causada por insuficiente energía nerviosa para efectuar las tareas básicas de eliminación al nivel celular. En contraste, *toxicosis* se refiere específicamente a la condición corporal más avanzada de envenenamiento tóxico, no sólo de la sangre, sino también de los demás fluidos corporales y células individuales, y de los tejidos mismos. Finalmente, la *autointoxicación* es un término general, que significa simplemente autoenvenenamiento.

Cuando la energía nerviosa es baja, la eliminación de los desechos tóxicos se ve impedida: el cuerpo debe funcionar bajo una desventaja tóxica. Los venenos saturan primero el torrente sanguíneo y los fluidos corporales, luego las células, los tejidos, los órganos y los sistemas. Comienza el descenso al estado de enfermedad.

La sobrecarga tóxica contínua resulta en un estado de autointoxicación a través de la sangre, de la linfa y de los tejidos del cuerpo. La toxicosis afecta el cuerpo entero. Los órganos más débiles sienten los efectos con mayor intensidad y sufren primero las consecuencias. Un órgano muy vascular o un órgano de eliminación puede sufrir el embate más fuerte de muchos venenos que fluyen al órgano. En la enfermedad aguda, el cuerpo puede elegir una avenida tal como los pulmones, la nariz y los conductos sinusoidales para eliminarlos. En la enfermedad degenerativa, la sobrecarga puede resultar en depósitos de desechos en lugares poco comunes, como las articulaciones, las arterias, los tejidos grasos, los tumores y los quistes. En la enfermedad aguda o crónica, la avenida de eliminación tóxica, o la ubicación de los depósitos tóxicos, a menudo determinan el nombre de la enfermedad dado por la profesión médica.

Nos autointoxicamos de dos maneras: de dentro del cuerpo (toxemia endógena) y por lo que ingerimos de fuera del cuerpo (toxemia exógena). Quien busca sinceramente la salud, aprende a reducir la primera al mínimo, y a casi eliminar totalmente la segunda. Creamos toxinas endógenas a partir de:

1. Los desechos metabólicos; subproductos tóxicos que se transladan al nivel celular.
2. Restos usados de la actividad celular.
3. Células muertas.
4. Angustias y excesos emocionales y mentales.
5. Fatiga, angustia y excesos físicos.

Ingerimos toxinas exógenas de:

1. Las comidas y bebidas no naturales.
2. Las comidas naturales alteradas por cocción, refinación y preservación.
3. Las combinaciones inadecuadas de comida, que resultan en toxinas endógenas.
4. Las drogas médicas, farmacéuticas, hierbas y otras drogas.
5. El tabaco, el alcohol y toda clase de drogas recreativas.
6. Los contaminantes del medio ambiente, y los contaminantes comerciales e industriales.
7. El aire impuro y el agua impura.

También mejoramos nuestras reservas de energía cuando vivimos según prácticas sanas. Esta es una lista de mejorantes de la energía y de factores que nos roban la energía, que necesitamos identificar en nuestra vida:

Factores que mejoran la energía

1. La limpieza, tanto externa como al nivel de los tejidos y fluidos del cuerpo.
2. El aire puro.
3. El agua pura.
4. El reposo y sueño adecuados.
5. Una dieta ideal.
6. Sol y luz natural adecuados.
7. Temperaturas adecuadas.
8. Practicar ejercicios con regularidad.
9. El equilibrio emocional y estar libre de adicciones, con una elevada autoestima y una vida llena de propósito.
10. El desarrollo de relaciones.

Factores que nos roban la energía

1. La falta de limpieza, tanto externa como al nivel de los tejidos y fluidos del cuerpo.
2. El aire impuro.
3. El agua impura.
4. El reposo y sueño inadecuados.
5. La dieta mal balanceada.
6. La exposición inadecuada al sol y a la luz natural.
7. La exposición a temperaturas anormales.
8. La falta de ejercicios regulares.
9. El desequilibrio emocional y la esclavitud a las adicciones, con baja autoestima y una vida sin propósito.
10. Las relaciones tóxicas.

Para poder comprender plenamente la importancia de restaurar una alta energía nerviosa en nuestra vida, examinemos qué sucede cuando agotamos, en lugar de restaurar, la energía nerviosa. El escrito revolucionario del doctor J.H. Tilden, de la década de los años treinta, explica mejor lo que sucede cuando las "pérdidas de energía" nos dejan enervados.

Las siete etapas de la enfermedad

1. *La enervación*: La energía nerviosa se ve tan reducida o agotada, que toda función normal del cuerpo se ve grandemente deteriorada, especialmente la elimnación de los venenos endógenos y exógenos. Eso desencadena el proceso progresivo y crónico de toleración de la toxemia, que continúa a través de las etapas siguientes. El paciente tóxico no siente su yo normal. Se siente estimulado o deprimido por su sobrecarga venenosa.

2. *La toxemia*: La energía nerviosa es demasiado baja para eliminar desechos metabólicos y venenos ingeridos. Estas sustancias tóxicas comienzan a saturar primero el torrente sanguíneo y los fluidos linfáticos, y luego las células mismas. El paciente tóxico se siente desmedidamente cansado, agotado y abatido.

3. *La irritación*: Continúa la acumulación de tóxicos en la sangre, en la linfa y en los tejidos. Las células y tejidos donde los tóxicos se acumulan se sienten irritados por la naturaleza

tóxica del desecho, lo que resulta en una inflamación de bajo grado. El paciente tóxico puede sentirse exhausto, fastidioso, irritable, sarnoso, y hasta irracional y hostil. Durante estas tres primeras etapas, si el paciente tóxico consulta a un médico por su baja energía y su irritabilidad, el médico le dice: "A usted no le pasa nada. Estos síntomas están 'todos en su cabeza'. ¡Usted goza de perfecta salud!"

4. *La inflamación*: La inflamación crónica de bajo grado de la tercera etapa causa la muerte de las células. Una zona u órgano donde las toxinas se han amasado, queda totalmente inflamada. En este momento el paciente tóxico experimenta dolor real, junto con síntomas patológicos. Con la aparición de estos síntomas, el médico finalmente le da un nombre a la queja del paciente. Tradicionalmente, los científicos en medicina han dado nombres a muchas de las 20.000 enfermedades distintas, en base al lugar donde las toxinas se han acumulado y han precipitado estos síntomas. Una vez que se han nombrado los síntomas, el médico generalmente prescribe el antídoto de su libro de referencia o a partir de su repertorio médico/farmacéutico memorizado. Los médicos promedio comienzan a prescribir drogas y a dar el tratamiento en esta etapa.

5. *La ulceración*: Se destruyen los tejidos. El cuerpo forma úlceras, formando una salida para la acumulación venenosa. El paciente tóxico experimenta una multiplicación y un empeoramiento de los síntomas, mientras que el dolor se agudiza. Los médicos promedio típicamente continúan prescribiendo drogas y a menudo comienzan con la cirugía y otras formas de tratamientos más radicales y cuestionables en esta etapa.

6. *La induración* (endurecimiento o cicatrización del tejido): La induración es el resultado de la inflamación prolongada y crónica, con ataques interespaciados de inflamación aguda. La inflamación crónica dificulta o disminuye la circulación. Ya que algunas células sucumben, éstas con reemplazadas con tejidos de cicatriz. Esta es la manera como perdemos células buenas que funcionan normalmente, por medio de la inflamación crónica y de la muerte de las células. Las toxinas pueden o no ser encapsuladas en un tumor, saco o pólipo. El paciente tóxico sufre aún más dolor físico, que se intensifica con la angustia emocional

de que sólo está empeorando, a pesar de sus intentos sinceros, obedientes e incluso heroicos por mejorarse. Los médicos promedio continúan tanto suministrando drogas, como aplicando la cirujía, y toda otra clase de procedimientos considerados apropiados, tanto convencionales, como experimentales.

7. *La degeneración irreversible y/o cáncer*: Se destruye la integridad celular mediante su desorganización y/o proliferación cancerosa. Los tejidos, los órganos y sistemas completos pierden su capacidad de funcionar normalmente. Los cambios bioquímicos y morfológicos a partir de la deposición de toxinas endógenas y exógenas causan la degeneración y la muerte a nivel celular. El paciente tóxico es un desastre patológico: está en su lecho de muerte. Los médicos promedio declaran a estas alturas: "Ya no quedan esperanzas. Le queda poca vida. Ponga sus asuntos personales en órden." La falla de los órganos vitales con el tiempo produce la muerte.

Clases de enfermedad

Los términos *enfermedad aguda* y *enfermedad crónica* son usados a través de este apéndice. Son términos muy específicos en la literatura de la higiene natural. Su exclusividad mutua se aprecia mejor en la siguiente definición:

Enfermedad aguda

1. Tiene un curso breve y brusco de sólo algunas horas, días o semanas.

2. Tiene un período relativamente más breve de desarrollo, a causa de la menor capacidad del cuerpo de tolerar la saturación tóxica. El paciente agudo puede parecer entrar repentinamente en el estado agudo, y con un gran despliegue de vitalidad.

3. Puede durar sólo algunas horas, días o semanas, luego de la adopción estricta de los hábitos que mejoran la energía y el inmediato abandono de los factores que nos roban la energía.

4. Refleja un suministro bastante fuerte de energía nerviosa y de vitalidad residual, que aún es posible eliminar las toxinas y reparar los tejidos. (El cuerpo tiene suficiente vitalidad para efectuar una crisis de sanidad.)

5. Resulta, en el mejor de los casos, en la reversión completa

del proceso de enfermedad, si se adoptan completamente los hábitos que mejoran la energía, y si se quitan las causas de la autointoxicación.

6. Se lo designa remedial en su naturaleza, ya que la enfermedad aguda es un proceso de ordenamiento, mediante el cual el cuerpo trata de desintoxicarse y de repararse.

7. Utiliza energía nerviosa en la eliminación de desechos tóxicos y en la reparación celular, de tal modo que se mejoran la integridad de los tejidos y el funcionamiento normal y sistemático de los órganos. El paciente (o buscador de salud) puede sentirse enervado o estimulado cuando haya pasado la crisis aguda, dependiendo de la cantidad de energía nerviosa gastada, y de la clase y cantidad de sobrecarga tóxica expulsada.

Enfermedad crónica

1. Persiste por un largo período, muchos meses o años.

2. Tiene un período relativamente prolongado de desarrollo, a causa de la mayor capacidad del cuerpo de tolerar la saturación tóxica. El paciente crónico presenta una vitalidad disminuida y experimenta progresivamente síntomas de empeoramiento.

3. La enfermedad durará el resto de la vida del paciente crónico, si no se adoptan estrictamente los hábitos que mejoran la energía y si no se abandonan inmediatamente los factores que roban la energía.

4. Refleja un estado de tolerancia de toxinas: el cuerpo continúa eliminando toxinas, a un nivel más bajo que en la enfermedad aguda. (Durante las últimas etapas de condiciones patológicas, especialmente después del uso de medicamentos durante años, el paciente crónico tiene una débil provisión de energía nerviosa. Aún en tal caso, es posible efectuar el proceso de reparación, si se observan estrictamente los factores que mejoran la provisión de energía nerviosa.)

5. Resulta en la detención completa del proceso de enfermedad y posiblemente en la reversión de gran parte de los cambios anormales y degeneraciones de los tejidos que ya han sucedido, si se adoptan lo bastante pronto los factores que mejoran la energía y si se quitan las causas de la autointoxicación.

6. Es reparadora en su naturaleza, si se siguen estrictamen-

te los factores que mejoran la energía nerviosa. Sin embargo, algunos cambios nocivos en los tejidos se han producido en la enfermedad crónica. Las degeneraciones de los tejidos, pueden o no ser reversibles, dependiendo de la severidad y del tipo de daño a los tejidos.

7. Termina con un envenenamiento tal de las células, que los tejidos, órganos y sistemas completos pierden su integridad funcional, desembocando en una miseria prolongada y/o en la muerte del paciente crónico.

Diferencia entre el ayuno y la inanición o síndrome clínico del hambre

El ayuno en su uso común, es confundido invariablemente con morirse de hambre. Esta comprensión inadecuada del ayuno es, por lo tanto, el primer concepto equivocado que debemos aclarar. La etimología, el estudio de los orígenes de la palabra, echa un poco de luz sobre estos dos términos.

La palabra *ayuno* se deriva del idioma anglosajón, de la palabra *faest*, que significa firme o fijo. Durante estos primeros períodos de ayuno, una persona se negaba firmemente la comida, firme en su determinación de no comer. La palabra *inanición,* por su parte, se deriva de la antigua palabra inglesa *steorfan*, que significa pestilencia o mortalidad. Inanición significaba morir, y eso es lo que sucederá si se agotan las reservas nutritivas.

Pero a medida que el idioma evolucionó con todo su colorido local, no nos sorprende que una persona que tuviera hambre luego de un día de trabajo dijera: "¡Me estoy muriendo de hambre!", cuando sólo había pasado algunas horas sin comida. Por favor, ¡entienda que ayunar no es morirse de hambre! La siguiente distinción clarificará el uso correcto de estas palabras:

El ayuno higiénico

1. Tiene lugar con una completa abstinencia de toda comida y nutrientes, mientras que se toma agua destilada, según la sed que se sienta.

2. Generalmente va acompañado por una clara ausencia de hambre.

3. Representa un período apacible de descanso en el que se

ingresa voluntariamente, y generalmente se distingue por una calma genuina.

4. Siempre se efectúa por razones beneficiosas, emocionales, espirituales o de salud.

5. Es supervisado adecuadamente por un médico entrenado, que controla diariamente los signos vitales y las experiencias subjetivas del que ayuna.

6. Representa un proceso del cuerpo que utiliza sus reservas nutritivas y autolisa los tejidos enfermos mientras se abstiene de comida.

7. Siempre va seguido por un período de realimentación supervisada, y por un sentimiento de mayor bienestar y de mejor salud.

La inanición o síndrome clínico del hambre

1. Puede presentarse mientras se ingieren cantidades insuficientes de comida, o comida con déficit nutritivo, o puede presentarse ante la ausencia completa de comida durante un período extenso de tiempo.

2. Generalmente va acompañado por una fuerte sensación de hambre.

3. Representa un período tortuoso de disturbio que es impuesto sobre el cuerpo por uno mismo (o por otra persona), y que se caracteriza por una angustia extrema.

4. Se efectúa a menudo por coerción social, espiritual o política.

5. Nunca se lo supervisa adecuadamente.

6. Representa un proceso del cuerpo que, agotado de sus reservas nutritivas, lentamente va destruyendo sus tejidos vitales.

7. Generalmente es seguido por tener que aprender a vivir con daños irreversibles a los tejidos; y a menudo es seguido por la muerte.

Diferencia entre el ayuno higiénico y simplemente abstenerse de comer

Ahora que quien busca la salud ya no puede confundir el ayuno con la inanición, hagamos otra distinción más sutil. Algunas personas llegan a una escuela higiénica para efectuar un así llamado "ayuno", con pilas de trabajo y material de lectura con los cuales absorberse mientras duren los largos días del ayuno. Tal vez inviertan ocho horas diarias de trabajo en estas distracciones. Tal ayuno da descanso al sistema digestivo y proporciona algunos beneficios. Pero no es un ayuno higiénico; es simplemente no comer. Recuerde: *El reposo es esencial para el ayuno.*

Se define el reposo como un período de inactividad durante el cual las facultades pueden restaurar una mayor energía nerviosa. Cuando creamos desechos más rápidamente de lo que los puede eliminar el cuerpo, y agotamos nuestras energías más rápido de lo que las facultades pueden restaurarlas, un período de reposo y ayuno permite al cuerpo ponerse al día, limpiar la casa y recargar sus baterías. El doctor Shelton subraya este punto en su bosquejo de las cuatro clases de reposo obtenidos durante un ayuno. (La siguiente lista nombra, cinco clases de reposo, separando el reposo emocional y el reposo mental.)

Las cinco clases de reposo que se necesitan durante el ayuno

1. *Reposo físico:* El que ayuna efectúa la menor demanda posible sobre su sistema musculosquelético y descansa en cama el mayor tiempo posible. Se acuesta para descansar, relajarse y dormir. O descansa entre sus horas de caminata, buscando el mayor reposo físico posible, interespaciando su día con siestas y luego acostándose temprano.

2. *Reposo fisiológico:* Durante un ayuno, se detiene el proceso de digestión, asimilación y eliminación de comida, que consume muchísima energía. Los fisiólogos especulan que entre el setenta y el setenta y cinco por ciento de nuestra energía nerviosa, se gasta en el procesamiento diario de comida. Sin embargo, durante el ayuno, ¡todo el tracto grastrointestinal — casi todo el cuerpo — descansa! La energía que normalmente se usa para procesar los alimentos cuando uno come, queda libre para reparar, restaurar y renovar el cuerpo, la mente y el espíritu. Aunque durante el ayuno se asegura un profundo reposo fisiológico para casi todo el cuerpo, algunos órganos y sistemas trabajan tiempo extra para llevar a cabo las

muchas actividades físicas enumeradas más abajo. Cuanto más tóxica sea la persona, tanto más energía se requiere para llevar a cabo estas actividades. Por eso el que ayuna debe tratar de reposar el mayor tiempo posible a todos los niveles.

3. *Reposo sensorial*: Durante un reposo, la persona se retira de la embestida sensual y sensorial de la vida cotidiana. El que ayuna debe usar sus ojos, oídos y demás órganos sensoriales lo menos posible y quedarse en un lugar tranquilo para asegurar un descanso y una tregua para todos los órganos sensoriales.

4. *Reposo emocional*: Idealmente, el que ayuna se traslada a un lugar de retiros, alejado de todo el ajetreo de la vida diaria. Ya que los expertos estiman que el noventa por ciento de todas las enfermedades es causado por el stress (agotamiento físico general), aunque la dieta y el estilo de vida también juegan su papel, este reposo emocional es verdaderamente beneficioso.

5. *Reposo mental*: El que ayuna pone a un lado las preocupaciones y proyectos que requieren esfuerzo mental y concentración. El cerebro es la casa de la energía mental. A fin de efectuar la recarga que produce excelente salud y energía, ¡el cerebro necesita reposo!

Cuatro actividades físicas que tienen lugar durante un ayuno

Bajo estas condiciones ideales de reposo adecuado, el cuerpo se dedica a los procesos de sanidad que son, en realidad, la reversión del proceso de enfermedad detallado anteriormente bajo las siete etapas de la enfermedad. El doctor Shelton simplifica nuestra concepción del ayuno, reconociendo cuatro actividades físicas durante el ayuno, que contribuyen a la reversión de la enfermedad, y a la maravillosa restauración de la energía nerviosa.

1. Se consume el exceso de grasa del cuerpo, resultando en pérdida de peso.
2. La energía se deriva de los procesos digestivos a otros tejidos, donde es necesaria para reparación y rejuvenecimiento.
3. Se asegura un reposo fisiológico profundo para cada

órgano y sistema en el cuerpo; se restaura la energía nerviosa, y se reanuda el funcionamiento normal del cuerpo.
4. Se produce la eliminación de tejidos enfermos y la eliminación de desechos. Los depósitos se eliminan, y se absorben los tumores.

Otros efectos rejuvenecedores pueden suceder, y generalmente ocurren, durante el ayuno. La piel a menudo toma una coloración más juvenil, y adquire un mejor color y textura. Los ojos se aclaran y se vuelven más brillantes. Se restablece la química fisiológica normal y las secreciones normales. La mente se aclara y fortalece. El tracto digestivo se libra de bacterias putrefactas y de comida en estado de decomposición. Y finalmente, ¡el que ayuna experimenta oleajes de una recién descubierta energía nerviosa restaurada!

El ayuno no es una cura

Esto suena bastante maravilloso, casi mágico, en realidad. Al principio, quien busca la salud puede haber sido escéptico luego de haber leído acerca del ayuno para recuperar la salud; ¡ahora puede creer de pronto que ha descubierto la panacea para todas las enfermedades que surge de una verdadera fuente de la juventud!

Por favor comprenda que el ayuno no es mágico, ni es una cura. El ayuno en sí mismo, ¡no hace nada! Pero el ayuno brinda todas las condiciones ideales para que el cuerpo pueda funcionar mejor para sanarse a sí mismo. Recuerde el quinto principio básico de la higiene natural: "La higiene natural sostiene que sólo el cuerpo es capaz de instituir los procesos de limpieza y de curación." Por lo tanto, el ayuno efectuado correctamente monta el escenario y provee los medios para la sanidad. Entonces el reposo físico, fisiológico, sensorial, emocional y mental permiten a los poderes innatos de curación del cuerpo trabajar rápidamente y dentro de los límites de su vitalidad al momento del ayuno.

Para citar al doctor Shelton: "Un ayuno efectuado correctamente, permitirá al cuerpo crónicamente enfermo excretar la carga tóxica que es responsable por el problema, luego de lo cual un modo corregido de vida permitirá a la persona evolucionar a un estado más vigoroso de salud."

La crisis de sanidad

Ya sea que se ayune en casos de enfermedad aguda o crónica, se le debe advertir al que ayuna que si la eliminación llega a ser profunda, puede experimentar una crisis de sanidad. No es aconsejable, aunque a veces es necesario, interrumpir el ayuno durante una crisis. Si no agota demasiado la energía nerviosa del que ayuna, y si no pone en peligro su vida, es aconsejable seguir ayunando hasta que el período de molestia aguda haya pasado, y hasta que el presente proceso de eliminación y curación haya seguido su curso normal.

Una crisis de sanidad es la manifestación de un síntoma, o de un grupo de síntomas, durante la desintoxicación y reparación del cuerpo. Tales crisis pueden ser la manifestación de la descarga al torrente sanguíneo de los subproductos enfermos del envenenamiento exógeno y endógeno que produce una irritación temporaria en varias partes del cuerpo. Toda crisis de sanidad es, por lo tanto, una simple indicación de procesos de limpieza.

Muchos que ayunan no experimentan crisis dramáticas durante sus ayunos. Algunos pueden experimentar uno o dos incidentes efímeros, que pueden desarrollar su curso en el término de una o dos horas. Los procesos de limpieza iniciados por el ayuno no son generalmente de naturaleza violenta o desagradable. La mayor parte de la excreción de materiales tóxicos se lleva a cabo sin molestias ni inconvenientes. Sin embargo, las personas muy intoxicadas pueden esperar experimentar alguna molestia, lo cual indica que tenían una gran necesidad de efectuar el ayuno.

El ayuno en las enfermedades crónicas

El tiempo adecuado para ayunar es *antes* que una enfermedad se vuelva crónica. La degeneración que resulta de la toxemia crónica se efectúa lentamente, pero puede progresar a la séptima etapa de enfermedad crónica irreversible en cualquiera de sus formas, incluyendo el cáncer. Si una persona ayuna cuando sus síntomas están en una de las primeras seis etapas de la enfermedad, y se adhiere a un estilo más sano de vida, parte de la degeneración patológica puede ser revertida. Mucho daño irreparable puede ser evitado, incluso el cáncer.

Sin embargo, con demasiada frecuencia los síntomas de las enfermedades agudas son suprimidos por el exceso de comida y de drogas. Nunca se le permite al cuerpo eliminar sus sobre-cargas tóxicas que ha acumulado a lo largo de los años de prácticas equivocadas de vida. A raíz de esta constante supre-sión y de la continuación de un estilo de vida tóxico, la persona ingresa a la séptima y última etapa de la enfermedad. En ese momento, muchas personas se vuelven al ayuno como un último recurso. Ya que para entonces los tejidos pueden haber sufrido mucho daño, quizás los pacientes no puedan mejorarse, ni siquiera mantenerse bien.

A pesar de todos los abusos que se pueden haber hecho al cuerpo, pueden obtenerse resultados beneficiosos durante un ayuno. Una característica importante acerca del ayuno en la enfermedad crónica, es la marcada aceleración de la desintoxi-cación que ocurre. El cuerpo se libra rápidamente de la sobre-carga tóxica. No es inusual que los síntomas que se han tenido por mucho tiempo desaparezcan, o que se reduzcan en gran medida. Esto sucede a menudo poco después de una crisis de sanidad.

El ayuno completo

Los higienistas utilizan un término llamado el ayuno com-pleto, en el cual el que ayuna pasa por varios síntomas de desintoxicación y quizás por una serie de crisis de sanidad, hasta que el cuerpo haya alcanzado su estado más alto posible de purificación al nivel celular. Típicamente, este proceso exige entre cuatro y cinco semanas. Sin embargo, en algunos casos la persona puede no tener suficientes reservas para ayunar por tanto tiempo y puede tener que efectuar una serie de ayunos a lo largo de un período de tiempo para llegar a completar el proceso. Para muchos buscadores de salud, el ayuno completo es un sueño aún no realizado. El más elevado estado de salud, bienestar, elevada energía y claridad mental posible acompaña a este estado purificado del cuerpo.

¿Cuales son, entonces, las señales de un ayuno completado? La señal primaria que da el cuerpo, de que es tiempo para terminar un ayuno completo, es el regreso inequívoco del hambre natural. El ayuno nunca debe prolongarse después que el cuerpo nos haga saber que sus reservas están agotadas. ¡Debe reanudarse la comida inmediatamente! Las siguientes señales también acompañan a un ayuno completado:

1. Una lengua clara y brillante (la lengua, una vez saburrosa, se vuelve limpia y rosada).
2. Un aliento dulce, y una lengua fresca y de sabor limpio.
3. Una temperatura normal.
4. Un pulso normal.
5. Reacciones normales en la piel.
6. El regreso al flujo de saliva.
7. Un flujo de orina clara, liviana y sin olor.
8. La ausencia de olor en el excremento.
9. La desaparición de los síntomas agudos de desin-toxicación.
10. La reanudación del color rosado normal debajo de las uñas.
11. La mayor rapidez con que la sangre fluye de nuevo a la piel, cuando se la expulsa por presión.
12. La desaparición del olor desagradable del cuerpo.
13. Ojos brillantes, claros y chispeantes.
14. Una renovada fuerza y vigor.
15. Un sentir de gozo y de bienestar.

No todos estos síntomas aparecen en cada caso de ayuno. A veces la lengua no se aclara completamente. Pero el regreso del hambre normal es la indicación más obvia para el supervisor del ayuno de que las reservas del que ayuna están agotadas, y que está comenzando el período de inanición. En ese momento, ¡debe interrumpirse el ayuno!

Se han hecho repetidas referencias de que sólo se debe efectuar un ayuno debidamente supervisado. Para el reposo más completo y para lograr la mayor sanidad, el que ayuna debe ir a un retiro de ayuno. Por lo tanto, para cualquier buscador de salud que decida efectuar un ayuno de una duración significativa, es necesaria una supervisión adecuada por parte de un especialista entrenado.

El ayuno es a veces difícil, pero siempre nos enriquece y recompensa.

¿Quiénes debe ayunar?

Ahora que hemos definido el ayuno ¿cómo puede determinar quien busca la salud si debe ayunar, siempre que disponga del tiempo y del dinero necesario? Debemos tener en mente que los americanos comen más comida, y del tipo equivocado, de lo que deben comer, que practican menos ejercicios que los necesarios, y que descansan muy poco. Estas prácticas equivocadas de vida resultan en una acumulación de material de desecho indeseable en el cuerpo, y agotan la provisión de energía nerviosa. Todo está dispuesto para la tragedia progresiva de la enfermedad crónica degenerativa. Según esta norma, por lo tanto, prácticamente todos se beneficiarían por efectuar un ayuno.

El doctor Shelton lo presenta aún más directamente: "El tiempo para ayunar, es cuando se necesita el ayuno. Soy de la opinión que las demoras no pagan dividendos; ya que el progresivo desarrollo de los cambios patológicos en las estructuras del cuerpo, con el consiguiente daño a sus funciones, no cesa hasta que se los remueven completamente y a fondo. El demorar el momento para un ayuno sólo causa más problemas y hace que sea necesario un ayuno más prolongado, si es que no hace el ayuno completamente inútil. Yo no creo que cualquier estado de salud deteriorada debe ser tolerado, para que se deteriore aún más. Ahora es el momento de comenzar la tarea de restaurar la buena salud; no la próxima semana, el próximo verano ni el próximo año."

¿Quiénes no deben ayunar?

Aunque muchas personas se beneficiarán de un ayuno, algunas personas deben abstenerse de ayunar. ¿Cómo puede saber si está en esa categoría? Estas son siete contraindicaciones para el ayuno:

1. Los clientes que tienen temor de ayunar. Una educación cuidadosamente planeada y comprensiva con relación al propósito del ayuno y qué podemos esperar de él, puede generalmente despejar tales temores que son, en realidad, un remanente de la mentalidad médica y/o una falsa interpretación del ayuno como sinónimo de inanición.

2. Los clientes que se encuentran extremadamente extenuados. Estas personas pueden efectuar breves ayunos con claros beneficios. Con un modo de vida adecuado entre ayunos, estas personas pueden restaurar su salud.

3. Los clientes que sufren de extrema debilidad o de extrema degeneración.

4. Los clientes que han tenido riñones inactivos junto con obesidad. En tales casos, los tejidos excesivos cargados con desechos tóxicos pueden ser eliminados con mayor rapidez de la rapidez con que los pueden eliminar los riñones. Lo mismo puede decirse con relación a un hígado muy dañado; pueden entrar demasiadas toxinas al torrente sanguíneo de una vez. Debe evitarse especialmente el ayuno en los casos de cáncer del hígado y cáncer del páncreas.

5. Los clientes que tienen dificultades respiratorias a causa de enfermedades del corazón, y los clientes con enfermedades cardíacas en etapa avanzada. Debe prestarse atención ante cualquier ritmo anormal del corazón.

6. Las mujeres embarazadas.

7. Los clientes que están tomando insulina.

Notas

Capítulo 1

1. Gilbert I. Simon y Harold M. Silverman, *The Pill Book* [El libro de las píldoras] (Nueva York, Libros Bantam, 1979), pp. 545-547.

Capítulo 4

1. Julius H. Greenstone, "Fasting and Fast Day" [El ayuno y el día del ayuno], *The Jewish Encyclopedia* [La enciclopedia judía], ed. Isidore Singer, V, 1903, p. 347.

2. Obra citada.

3. Como lo cita Joseph F. Wimmer, *Fasting in the New Testament* [El ayuno en el Nuevo Testamento] (Nueva York, Editorial Paulist, 1982), p. 13.

4. Condensado de Oscar Hardman, "Fasting" [Ayuno], *Enciclopedia Británica, ed. Walter Yust, IX, 1952, p. 108.*

5. Wimmer, obra citada, pp. 13-22.

Capítulo 5

1. Greenstone, obra citada, p. 348.

2. C.F. Keil y F. Delizsch, *The Pentateuc* [El Pentateuco] de *Biblical Commentary on the Old Testament* [Comentario bíblico sobre el Antiguo Testamento] (Michigan, Editorial William B. Eerdmans, 1956), p. 406.

Capítulo 6

1. Hereward Carrington, en *Fasting and Nutrition* [Ayuno y Nutrición], p. 490, citado en *The Fasting Story II* [La

historia del ayuno II] (Mokelumne Hill, CA, Health Research), p. 48.

2. Obra citada.

Capítulo 7

1. J.H. Kellog, "The Fasting Cure" (La Cura del Ayuno) en *Good Health* [Buena salud], Enero 1905, pp. 1-5, citado en "Vitality, Fasting and Nutrition" (Vitalidad, ayuno y nutrición).

2. John M. Tilden, *Tumors* [Tumores], 1921, reimpreso del *Dr. Tildens Health Review & Critique (Reseña de salud y crítica del doctor Tilden) (Mokelumne, CA, Health Research* [Investigación de salud].

3. "The Mazdazman", Febrero 1906, p. 27.

4. Paul Bragg, *The Miracle of Fasting* [El milagro del ayuno] (Santa Bárbara, CA: Health Science [Ciencia de la salud], p. 10.

5. Obra citada, p. 64.

6. Estos experimentos fueron informados en *The Fasting Story II* por el prof. C.M. Child, Universidad de Chicago, en base a las investigaciones experimentales del Departamento de Zoología de la Universidad de Chicago. El Profesor Julian Huxley comenzó estos experimentos, y su hijo los continuó.

7. Mark Bricklin, *The Practical Encyclopedia of Natural Healing* [La enciclopedia práctica de la sanidad natural] (Emmaus, PA, Editorial Rodale, 1976), pp. 174, 175.

8. Bricklin, obra citada.

9. Arnold De Vries, *The Therapeutic Fast* [El ayuno terapéutico] (Editorial Chandler, 1963).

Capítulo 8

1. Tal como lo cita el doctor Henry S. Tanner, et al, *The Fasting Story II* [La historia del ayuno II], p. 50, que es una cita tomada del doctor Friedenburg, destacado médico de Nueva York.

2. Obra citada.

3. Wilder Hume, *History of Medicine* [Historia de la medi-

cina], tal como se cita en *The Fasting Story II* [La historia del ayuno II], p. 204.

4. Hilton Hotema, *Fountain of Youth* [La fuente de la Juventud], p.45, tal como se cita en *The Fasting Story II* [La historia del ayuno II] compilado en 1956 de los escritos de Hilton Hotema por Health Research [Investigación de la salud], Mokelumne Hill, CA, que fue tomado de *How to Fast Scientifically* [Cómo ayunar científicamente] por Otoman Zar-Adusht Hanish, publicado por Editorial Mazdazman, Chicago, Ill., 1912.

5. The *Fasting Story II* (La historia del ayuno II) cita el capítulo de la Prof. Hilton Hotema sobre "Law of Disease and Cure" (La ley de la enfermedad y de la cura) en *Ancient Secret of Longevity* [El secreto antiguo de la longevidad], en el cual dice que la investigación de Mitchnikoff proveyó la primera respuesta lógica de la época moderna sobre los cambios degenerativos que ocurren en el cuerpo, y por qué. El doctor George W. Crile, el doctor James Empringham y el doctor Alexis Carrel han confirmado su investigación.

6. Tanner, obra citada. *The Fasting Story II* [La historia del ayuno II], p. 47, que es una cita del doctor Alexis Carrel, famoso biólogo del Instituto Rockefeller.

7. Obra citada, p. 43.

8. Obra citada, p. 54.

9. Herbert M. Sheltovida](Chicago, Ill., Editorial Natural Hygiene.

Capítulo 9

1. La mayoría de los expertos consideran que cualquier persona que pese veinte por ciento por encima del peso normal o deseable para su altura, es "clínicamente obesa".

2. Mark Bricklin, *The Practical Encyclopedia of Natural Healing* [La enciclopedia práctica de la sanidad natural] (Pensilvania: Editorial Rodale, 1976).

3. Barry Tarshis, *The Average American* [El americano Promedio] (Nueva York: Antheneum, 1979), p. 50.

4. Quein Q. Hyder, *Shape Up* [Póngase en forma] (Nueva Jersey: Fleming H. Revell, 1979), pp. 96,98.

Capítulo 11

1. Finis Jennings Dake, *Dakes Annotated Reference Bible* [La Biblia de referencia anotada de Dake], Nuevo Testamento, p. 112, columna 1; referencia marginal letra s. "These Greater Works" (Estas mayores obras).

Capítulo 14

1. Cecil B. Murphy, *Put on a Happy Faith* [Póngase una fe feliz] (Chappaqua, NY; Libros Cristianos Herald, 1976), p. 10.

Acerca de la autora

Lee Bueno es conferenciante, autora, compositora, solista y evangelista a nivel internacional y tambié en los Estados Unidos. Por casi treinta añs, ella y su difunto esposo, Elmer, hacán grandes cruzadas evangelísticas en Latinoaméca, estableciendo iglesias y usando sus propias casas móiles. El tamañ del edificio era, má o menos, dos tercios de un estadio de fúbol americano y podá reunir a 3,000 personas. Ellos lo llamaban «La Catedral de Aire».

Lee ha hecho nueve grabaciones en inglé y en españl. Por tres añs fue una solista regular del Club PTL en Charlotte, Carolina del Norte, y recientemente viajócomo solista para las cruzadas de Benny Hinn. Se destacócomo solista en má de 400 programas «Buenos Amigos», dirigido por su esposo y producido por su hijo, Chris. Estos programas los hicieron pioneros de la televisió cristiana en má de dieciséis países de Latinoaméca y doscientas estaciones de televisió, con una audiencia de veinticinco millones de televidentes todos los fines de semanas, llevando el evangelio a la privacidad de los hogares latinos.

En los últimos añs, el enfoque de Lee estásobre las enseñanzas de las escuelas púlicas en Latinoaméca y en los Estados Unidos. Usando el evento del premio de maestro del añ llamado «Celebració Buenos Amigos», los educadores acompañn a Lee como invitados de honor donde se otorgan regalos y premios como parte de un esfuerzo evangelístico para los maestros. El programa incluye la distribució de El Libro de Vida, que contiene las historias de Jesú y cien preguntas para un examen de libro abierto.

Lee continá viajando a tiempo completo en este ministerio, usando su talento vocal y oratoria inspiracional para retar a los cristianos en su caminar con Dios.

buenoamigos@imbris.net

Nos agradaría recibir noticias suyas.
Por favor, envíe sus comentarios sobre este libro
a la dirección que aparece a continuación.
Muchas gracias.

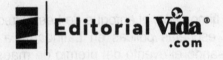

Vida@zondervan.com
www.editorialvida.com